EAUX

DE

SAINT-SAUVEUR

LEURS SPÉCIALITÉS

MALADIES DES FEMMES — MALADIES NERVEUSES

PAR

A. CHARMASSON DE PUYLAVAL,

Docteur en médecine de la Faculté de Paris
Inspecteur adjoint des Eaux de Saint-Sauveur, membre de la Société
d'Hydrologie médicale de Paris.

PARIS

CHEZ J. J. BAILLIÈRE, LIBRAIRE

PLACE DE L'ÉCOLE-DE-MÉDECINE.

1860

EAUX DE SAINT-SAUVEUR.

PARIS — IMPRIMERIE CENTRALE DE NAPOLÉON CHAIX ET Cᵉ RUE BERGÈRE, 20.

EAUX

DE

SAINT-SAUVEUR

LEURS SPÉCIALITÉS

MALADIES DES FEMMES — MALADIES NERVEUSES

PAR

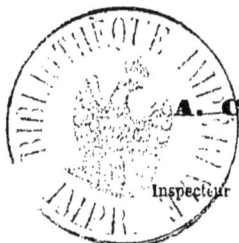

A. CHARMASSON DE PUYLAVAL,

Docteur en médecine de la Faculté de Paris
Inspecteur adjoint des Eaux de Saint-Sauveur, membre de la Société
d'Hydrologie médicale de Paris.

PARIS

CHEZ J. J. BAILLIÈRE, LIBRAIRE

PLACE DE L'ÉCOLE-DE-MÉDECINE.

1860

AVANT-PROPOS.

———

Depuis déjà plusieurs années j'avais le projet de réunir quelques observations pour faire ressortir les avantages des eaux thermales de Saint-Sauveur et leur application dans le cours de certaines affections chroniques. Si j'ai hésité jusqu'à ce jour, c'est que je voulais m'appuyer sur une expérience plus longue. C'est bien dans la pratique des eaux minérales qu'on peut dire : *Ars longa, judicium difficile.*

Dans cet aperçu, j'ai cherché à prouver la supériorité de nos eaux *dans les maladies des femmes passées à l'état chronique,* c'est-à-dire dans les inflammations de l'utérus, les leucorrhées ou flueurs blanches, les névralgies utérines ; dans les *névropathies, névroses générales et locales;* ainsi que leur utilité dans quelques états spéciaux du tube digestif.

Comme, dans les maladies chroniques, les causes, la marche, le développement présentent des considérations importantes, j'ai cru devoir, dans une introduction, exposer quelques réflexions sur ce sujet : réflexions qui trouveront leur application dans le cours de ce travail.

J'ai choisi des observations sur un nombre considérable, m'abstenant de désigner les noms même par une initiale, qui ne couvre pas toujours suffisamment la personne. Toutes ces observations ont été rédigées sous l'interrogation des malades ; rien n'a été recueilli de mémoire ; elles présentent donc le degré d'exactitude désirable.

CONSIDÉRATIONS GÉNÉRALES

SUR LES

MALADIES CHRONIQUES

—◦⬦⬦◦—

DES CONSTITUTIONS. — DES TEMPÉRAMENTS.

L'organisme, pour se maintenir dans un état normal
également éloigné d'un excès de force ou de faiblesse,
dans un équilibre relatif, doit nous présenter ce même
équilibre dans le rapport des différents appareils entre
eux : circulation, innervation et nutrition, etc. Que si la
prédominance de l'un de ces grands appareils vient à
se manifester, l'équilibre se rompt, sans cependant qu'il
y ait maladie. Les autres pourront présenter une résistance assez grande pour opérer normalement les fonctions
premières ; mais tôt ou tard le malaise surviendra, et plus
tard même un véritable état pathologique. Supposons que
l'un des grands appareils ait acquis une prédominance
véritablement morbide, des signes de perturbation générale ne tarderont pas à se montrer ; et comme tous, en

effet, n'ont qu'un but commun, si l'un d'eux agit avec trop d'énergie ou de faiblesse, les autres participeront au malaise général et à la perturbation générale. L'organisme, peu à peu, lentement, successivement, sera affecté dans son ensemble, d'une manière plus notable, dans certains appareils spéciaux, dans certains organes même. Que la vie nutritive soit altérée, la vie extérieure ou de relation s'en ressentira ; que la vie extérieure, au contraire, soit lésée la première, on verra surgir des phénomènes qui seront l'expression d'une modification, d'une altération dans la vie de nutrition.

Les systèmes nerveux des deux vies, c'est-à-dire les systèmes nerveux cérébro-spinal et ganglionnaire, placés comme deux sentinelles contre les objets extérieurs et les objets intérieurs ou aliments, pour se les assimiler ou les rejeter, suivant qu'ils sont en rapport avec les organes qui doivent les digérer ou les assimiler, ces deux systèmes qu'on rencontre dans toute fibre vivante, et qui constituent pour l'être placé au sommet de l'échelle l'organe de la sensibilité et de la motilité, par leur organisation spéciale, sont prédisposés aux modifications dans leur mode d'agir et de sentir : de là une série de perturbations générales et locales. La sensibilité augmente ou diminue, s'exagère ou s'annihile, et peut même éprouver de telles modifications, qu'elle laisse perdre aux vaisseaux exhalants et absorbants la tonicité propre de leur bouche, et exhaler les liquides qu'ils devraient retenir, de même que l'organe du goût laisse souvent passer et appète même des substances impropres à la nutrition.

La prédominance constitutionnelle ou acquise de l'un des grands appareils imprime un caractère spécial à l'organisme, et ce caractère n'est autre chose que le tempérament. C'est ainsi que les tempéraments sanguins, bilieux, lymphatiques, nerveux, dénoncent l'exubérance des grands appareils dont ils tirent leur nom. Ils dénotent aussi l'existence d'états normaux spéciaux et de prédispositions morbides particulières ; en un mot, ils établissent une dissemblance telle entre eux, que les organismes qui les représentent se trouvent dans des conditions tout à fait différentes. Ainsi, tandis que le tempérament sanguin, par la prépondérance du système vasculaire, par l'activité de l'hématose et des fonctions plastiques, est plus apte à recevoir une impression morbide des stimulus, le tempérament lymphatique, au contraire, par la lenteur de ces mêmes fonctions plastiques, la prédominance des tissus blancs, la mollesse de la fibre, se trouve prédisposé à l'action fâcheuse de causes de débilitation ; le tempérament nerveux, soit qu'il se lie à chacun des deux précédents, ou qu'il les domine, revêt une forme particulière qui influence et modifie l'économie tout entière ; d'autant plus actif que les causes de débilitation sont plus prolongées et plus profondes, il se développe en proportion de l'affaiblissement de l'organisme. Le tempérament bilieux, dû à une suractivité des organes hépatiques, et souvent aussi à l'exagération de l'action des plexus épigastriques, imprime un caractère propre à l'ensemble des phénomènes physiologiques, et perçoit vivement les perturbations nerveuses, névropathiques ou intestinales. Ces tempéraments se combinent entre eux le plus souvent de manière à former un tout complexe et d'autant plus difficile à diriger.

Nous avons surtout à nous occuper des prédominances nerveuses et lymphatiques, voulant étudier la médication tonique et sédative dans ses applications aux affections qui proviennent d'états ou constitutionnels ou acquis. Le tempérament bilieux aura une petite place, puisque le

plus souvent il coexiste avec une névropathie ganglionnaire ; quant au tempérament sanguin, il coïncidera quelquefois, mais rarement, avec un trouble de l'innervation,
dans les observations que nous aurons à exposer.

En comparant les phénomènes que nous présentent les
tempéraments , on constate que quelques-uns s'excluent,
tandis que d'autres se combinent. Ainsi, le tempérament
sanguin, lié plus particulièrement à un état sthénique de
la constitution, enraye le plus souvent les tendances nerveuses ; l'hématose s'accomplissant facilement dans le système artériel et veineux, doue les tissus d'une énergie
plus grande qui résiste à l'ataxie de l'innervation. Les
formes extérieures présentent des caractères particuliers ; la coloration est spéciale, et les réactions vitales
qui se manifestent participent de cette force, de cette
énergie. La composition du sang est plus riche, la quantité de globules rouges plus considérable.

Si, au contraire, on prend garde aux organisations à
fibre plus molle ou à fibre sèche, et cependant résistante,
bien que n'ayant pas pour cela les caractères de force
que nous venons d'exposer, on trouve un état lymphatique, ou lymphatique nerveux, ou même bilieux nerveux,
ou simplement nerveux. Dans le premier cas, la langueur
de la circulation, la prédominance des tissus blancs, des
globules blancs, nous représentent une franche opposition
avec le tempérament sanguin. De légères causes suffisent
souvent pour ramener l'action vitale au-dessous du type
normal, et expliquer ces affections chroniques lentes,
souvent inaperçues, dont les engorgements glanduleux ne
sont que la production extérieure. A ces conditions peut
se joindre une suractivité naturelle ou acquise du système
nerveux, qui, réagissant à son tour sur l'état primitif,
altère de plus en plus l'hématose et la nutrition générale.

Le tempérament nerveux coïncide, mais plus rarement, avec un tempérament sanguin et une constitution forte. C'est surtout quand il s'allie à une constitution faible, à un état lymphatique, qu'il acquiert une prédominance véritable.

En général, dans tout équilibre rompu, on voit surgir le système nerveux, qui domine la scène, et donne lieu à ces phénomènes si variés de névroses générales ou spéciales, à ces perturbations, à ces mobilités nerveuses, qui se traduisent par des troubles fonctionnels des organes prédisposés idiosyncratiquement ou par une cause occasionnelle.

La constitution, le tempérament, l'idiosyncrasie, forment une unité qui n'est que la manifestation du *modus agendi* de la vie, de cette force qui a présidé au développement de l'être, et qui le maintient chaque jour dans un état d'équilibre plus ou moins parfait, au milieu des causes incessantes de destruction qui l'environnent.

Devant nous occuper dans ce travail des lésions fonctionnelles et matérielles des organes utérins et des désordres qui les accompagnent et des phénomènes névropathiques, nous avons cru devoir présenter ce petit exposé des tempéraments et des causes qui président au développement de la prédominance nerveuse. C'est, en effet, surtout après le début des affections utérines, souvent réfractaires, qu'on trouve la mobilité nerveuse avec les perturbations, l'affaiblissement et les troubles des grands appareils. La femme arrive à l'état de sensitive ; la constitution perd sa force, et ce n'est plus dès-lors l'état local qui doit seul attirer l'attention, mais bien la disposition générale qu'il faut combattre. On ne saurait trop insister sur ce grand fait.

MALADIES CHRONIQUES.

Quand on étudie la marche et le développement des affections chroniques, on trouve qu'elles procèdent de deux manières différentes. Tantôt, en effet, elles succèdent à des affections aiguës, dont le traitement a été insuffisant, ou qui, se modifiant par la cessation de l'état aigu, sans s'éteindre complétement, persistent sous une nouvelle forme qui constitue l'état chronique ; tantôt, au contraire, sans autre état antérieur, la maladie revêt tout d'abord une forme lente, subaiguë ou chronique, sous l'action d'influences diverses. Nous allons nous arrêter à cette dernière forme, et rechercher les prédispositions qui président à son développement.

L'organisme, pour le jeu régulier de ses fonctions, demande des conditions spéciales, au delà et en deçà desquelles il éprouve des modifications plus ou moins variées. Ainsi, un individu par sa profession, par exemple, est exposé à de fréquentes transitions de température ; le froid succède à la chaleur ; ou bien il subit pendant un temps assez long l'action d'un air humide, ou bien encore il est soumis à des émanations métalliques, ou végétales, ou animales, etc. Cet individu, après avoir subi l'une de ces influences, entre dans des conditions de vitalité spéciales, de réactions fonctionnelles spéciales, et voit surgir une diathèse, ou si l'on veut un état constitutionnel, qui le prédispose à des malaises et même à des affections locales aiguës ou chroniques variables. Dans ces conditions, un état aigu survenant ne saurait suivre la marche ordinaire, et dans son expression symptomatique et sympathique manifestera l'action de la prédisposition antérieure. Ces états constitutionnels se développent sous des influences variées : la nourriture, les fatigues, l'insolation, l'humidité, etc., etc., sont autant de causes qui, agissant d'une manière incessante, modifient la vitalité des grands appareils généraux, comme celle des appareils spéciaux des organes et des sens.

Ces états constitutionnels acquis se distinguent des états héréditaires, que l'on est généralement convenu d'appeler diathésiques, bien que le mot de diathèse doive s'appliquer à toute modification profonde et durable de i'économie. Ces états héréditaires, loin de manifester toujours leur présence, restent quelquefois en puissance, d'après le langage des anciens, n'attendant le plus souvent qu'une cause déterminante pour se montrer, tandis que dans d'autres circonstances, ils se traduisent dès la naissance par des expressions spéciales sur l'un des principaux systèmes. Il en est ainsi de la scrofule, de l'arthritis, de la dartre ou herpès, etc. Mais ces états, que l'on peut regarder comme héréditaires, ne sont pas toujours simples, en ce sens qu'ils peuvent se combiner ; qu'ils perdent leur cachet caractéristique et se reproduisent par la génération sous des formes complexes et variées. Ne voit-on pas les diathèses se combiner, les états constitutionnels se modifier pour former une individualité, si je puis m'exprimer ainsi, qu'on ne peut reconnaître qu'en remontant à la source, et en analysant les symptômes et les phénomènes par lesquels ils se traduisent ?

Nous avons nommé les grands états diathésiques généralement reconnus comme tels : la scrofule a ses symptômes ; l'état arthritique, qui comprend la goutte et le rhumatisme, a aussi les siens ; reste l'état herpétique, qui depuis ces derniers temps a donné lieu à des discussions de la plus haute importance et du plus grand intérêt.

L'école anatomique n'a vu dans la plupart des manifestations cutanées que l'on désignait sous le nom de dartres,
que des affections des systèmes spéciaux du derme, les a
envisagées dans leur siége et leurs phénomènes, et a souvent trop localisé le mal. Je croirais qu'il y a plutôt ici
une lacune qui empêche les différents dermatologues de
s'entendre ; car si on les voit à l'œuvre, on ne tarde pas
à reconnaître que dans le traitement, ils font la part des
prédispositions diathésiques qui ont agi comme causes ou
complications. Si, en effet, en étudiant les expressions
cutanées, on cherche à les dégager de toute modification
spéciale de l'organisme, on trouve que celles qui s'isolent
de manière à former un groupe à part, que les uns ont
désigné sous le nom de dartres, d'état herpétique, d'herpétisme (Fontan), sont plus rares qu'on ne l'admettait autrefois, et que chaque jour elles se restreignent davantage,
qnelle que soit la cause, du reste, qui les produise, cause
qui nous est tout aussi inconnue que celles de tant d'autres phénomènes que nous constatons et que nous par-
venons à classer. Quant aux affections cutanées qui se
lient à la diathèse scrofuleuse, rhumatismale, névropathique, elles ont une forme spéciale, une apparence dis-
tincte, une marche et des complications particulières, et
surtout cèdent à l'action d'une médication en rapport
avec la cause première qui a présidé à leur développement. La scrofule, qui affecte si profondément tous les
tissus dans sa marche progressive, n'épargne pas plus la
peau que les autres organes; il en est de même du rhumatisme et de la goutte, qui provoquent l'apparition de
modifications organiques si variées, jusqu'au moment où
le lieu d'élection attire à lui le principe qui déterminait
ces perturbations. Comment la peau, cet organe de tact
général, d'exsudation, de perspiration, de sécrétion, etc.,

cet organe d'une si énorme étendue, tant à l'extérieur comme peau, qu'à l'intérieur comme muqueuse, par ses fonctions comme par ses dimensions, ne participerait-elle pas aux grands désordres que provoquent les états dia- thésiques et constitutionnels, c'est-à-dire ou héréditaires ou acquis?... Le rapport, en effet, entre le tégument ex- terne et les muqueuses est tellement grand, que les mé- tastases sont on ne peut plus fréquentes. Que sont, en effet, ces diarrhées permanentes, succédant à des eczé- mas, et ne disparaissant que par la réapparition de l'affec- tion eczémateuse? Quelle liaison entre des dyspepsies, des migraines, des lichens, ou autres affections papuleuses, se succédant, se remplaçant, se compliquant, et cessant sous l'action d'une thérapeutique spéciale?

Nous n'avons pas le projet de faire un traité de derma- tologie, ni de distinguer les manifestations cutanées ou muqueuses spéciales de celles qui se lient à un état par- ticulier de l'organisme. Notre but a été d'établir de gran- des distinctions, qui nous seront plus tard nécessaires dans l'étude des maladies spéciales : distinctions d'autant plus importantes, qu'elles sont la base d'un traitement sage et rationnel qui seul, agissant sur la cause première, peut enrayer les épiphénomènes; tandis que si l'on se borne à agir sur les phénomènes seuls, on peut bien les modifier momentanément; mais laissant subsister toute- fois le premier moteur, on s'expose à des récidives per- manentes.

Revenant sur nos pas, après cette longue digression, nous trouvons pour point de départ des affections chro- niques : ou un état aigu antérieur, ou une des causes constitutionnelles ou diathésiques ; mais, même pour celles qui ont leur point de départ dans un état aigu antérieur, il faut souvent reconnaître la préexistence de l'une de ces dernières causes, obscures, cachées, qui a enrayé le travail réparateur de la nature et a empêché le retour de l'organe à son état normal. Ainsi, la bronchite aiguë se liant à une diathèse passe plus facilement à l'état chronique. Dans les autres cas, la diathèse agit comme cause prédisposante sur un organisme qui n'attend plus qu'un choc pour manifester une altération spéciale, une lésion matérielle ou fonctionnelle.

C'est surtout dans la grande catégorie des affections chroniques, que l'on peut véritablement appeler *maladies chroniques*, qu'il est important de scruter l'organisme, si je puis dire, de l'interroger scrupuleusement, de remonter vers les générations précédentes, pour faire la part que les circonstances antérieures peuvent avoir eue sur la production de l'état local, pour distinguer les diathèses, les modifications constitutionnelles, etc.

Un état chronique local existant, quelle sera sa réaction sur l'ensemble de l'économie? Nous avons vu que ces affections étaient le plus souvent sous la dépendance d'une cause générale, qui ne s'était manifestée, il est vrai, que consécutivement à une cause locale, que l'on pourrait appeler traumatique, en élargissant l'expression de traumatisme. L'organisme, profondément modifié par la diathèse, ressent plus facilement les perturbations fonctionnelles ou matérielles de l'organe lésé, surtout quand cet organe joue un rôle important ; de là une suite d'actions et de réactions, un cercle vicieux, si je puis dire, une complication de phénomènes, jusqu'au moment où la lésion locale dominant la scène, finit par donner lieu à une véritable cachexie, devant laquelle tous les épiphénomènes s'effacent. Dans ces actions et réactions réciproques, on voit survenir le trouble des grands appareils, de l'hématose, de l'innervation de la nutrition ; et loin de chercher à rattacher l'état local à ces perturbations concomitantes, il faut se rappeler qu'une lésion chronique, surtout diathésique, comme nous ne saurions trop le redire, exerce une action sur les grands appareils et sur les organes qui les composent, au point d'égarer quelquefois les investigations, en faisant prendre le phénomène consécutif pour la lésion primitive. Ainsi, on a quelquefois voulu rattacher la plupart des affections chroniques à une lésion de la digestion et de la chylification. La dyspepsie, fréquente dans le cours des maladies chroniques, n'en est le plus souvent qu'une expression fonctionnelle, un phénomène qui s'y surajoute comme tant d'autres, qui en augmente la ténacité et même la gravité, loin d'être le point de départ de l'affection locale elle-même. C'est ce que l'examen clinique fait constater chaque jour. C'est en remontant à la cause, au point de départ, en scrutant l'économie depuis sa naissance, que l'on peut arriver à établir ces distinctions, d'autant plus importantes qu'elles sont le pivot de toute sage médication.

Ainsi donc dans tout état chronique, en faisant une part suffisante à l'affection locale, on doit rechercher la diathèse sous l'influence de laquelle elle s'est développée ou qui l'a compliquée, diathèse souvent apparente par des manifestations antérieures ou actuelles, d'autres fois au contraire latente, sans négliger en même temps les perturbations secondaires, sous la dépendance de la lésion primitive. Prenant pour exemple l'état tuberculeux, alors qu'il ne se manifeste que par une succession de bronchites, on les rattachera d'après les phénomènes à une diathèse scrofuleuse, souvent parfaitement dessinée par des lésions antérieures, d'autres fois indiquée par la constitution et le tempérament, et on ramènera à l'état bronchique d'abord, plus tard tuberculeux, les phénomènes de perturbation sympathique, tels que dyspepsie, etc. Il en est de même pour la grande catégorie des affections utérines dont nous aurons l'occasion de parler longuement. Qu'une des causes si nombreuses et si variées qui agissent pour modifier l'état de l'utérus vienne à provoquer une perturbation de cet organe : si l'affection ne cède pas comme doit le faire tout état simple, il faudra remonter vers la diathèse, souvent scrofuleuse, sans négliger les perturbations fonctionnelles sympathiques que l'état de l'utérus ne tarde pas à entraîner à sa suite, et qui plus tard acquièrent assez d'importance pour masquer le point de départ de tous les accidents. Ces réflexions trouvent leur application dans tous les autres états chroniques.

D'après ce qui précède on doit conclure que pour combattre efficacement une affection chronique dont le signe caractéristique est toujours la ténacité, il faut appliquer la médication à la cause première qui lui a donné naissance ou qui l'entretient, tout en dirigeant aussi ses efforts sur l'organe affecté. La médication doit être locale souvent, générale toujours, et ce principe est d'autant plus vrai, que dans bien des cas cette médication générale suffit pour enrayer les phénomènes morbides et ramener l'organe malade à ses conditions normales. C'est dans ces cas, alors que tout traitement a échoué, qu'on ne saurait conclure que la médecine a dit son dernier mot tant qu'on n'a pas eu recours aux médications thermales, si complexes, si variées, souvent si heureusement supportées. Les anciens l'avaient reconnu, et nous ont laissé les témoignages de leur reconnaissance dans ces monuments votifs que l'on trouve dans leurs stations thermales, et qui prouvent qu'alors comme aujourd'hui, l'efficacité des eaux de ces fontaines attirait les malades, et relevait les courages abattus par de longues et incessantes souffrances.

C'est qu'en effet, auprès de ces sources, par leur usage quelquefois souvent renouvelé, on voit s'opérer des guérisons que la crédulité attribuait à des causes surnaturelles, et que la science réduit à des causes plus simples. Mais l'excès du mal se trouve aussi à côté de l'excès du bien, et cet adage trouve surtout son application dans cette thérapeutique, chaque jour plus difficile pour le praticien sévère. Aussi allons-nous chercher à poser quelques jalons sur cette route si difficile, et croyons-nous nécessaire d'indiquer les précautions dont il faut s'entourer pour arriver à un résultat favorable par l'usage de la thérapeutique thermale dans la grande catégorie des affections chroniques. Nous occupant spécialement des eaux sulfureuses, sodiques, de Saint-Sauveur, nous parlerons en général de la médication sulfureuse, et spécialement de celle que nous avons été à même d'appliquer déjà depuis plus de huit ans. Les réflexions que nous soumettons sont le résultat d'observations assez nombreuses et assez variées pour nous permettre de formuler une opinion que le temps seul a formée.

SAINT-SAUVEUR.

~~~

CHAPITRE PREMIER.

§ 1er.

SA POSITION. — SON CLIMAT.

Au sortir de Pierrefitte, dernière étape de la vallée d'Argelès, la route se bifurque : celle de droite conduit à Cauterets, celle de gauche s'enfonce dans une gorge qui se rétrécit de plus en plus, de manière à ne laisser dans la plus grande portion de sa longueur qu'un espace pour le torrent et la route encaissée entre de hautes montagnes. Pendant 8 kilomètres, le gave paraît se jouer, grondant à une profondeur de 100 mètres, tantôt à droite, puis à gauche du voyageur étonné, qui est obligé de franchir cinq ponts dans un espace aussi court. Déjà dans le lointain apparaît l'énorme masse de Bergons, contre laquelle se trouve adossée la petite ville de Luz. Enfin, après le dernier pont, cette gorge, qui a déjà reçu le nom de gorge de Baréges, s'ouvre dans une charmante vallée environnée de hautes montagnes, les unes arides, les autres verdoyantes, arrosée par le gave de Gavarnie, et couronnée de treize villages, dont Luz est le chef-lieu de canton.

Dès l'entrée de la vallée, la route se divise encore : à
droite, un chemin direct vous conduit à Saint-Sauveur ; à
gauche, la grande route vous y ramène aussi, mais par un
détour assez long, après avoir traversé Luz. Ici l'œil se
repose de la sécheresse, de l'horreur de la gorge que
l'on vient de parcourir et que l'on croyait sans issue ;
tout est riant, tout est gracieux dans ce délicieux vallon ;
la nature paraît avoir réuni et rassemblé dans cet espace
et sa magnificence et sa grâce. Il n'est pas un voyageur,
un touriste qui, de Luz, ne contemple avec le calme d'un
esprit satisfait ces verdures au milieu desquelles serpente
le gave toujours rapide, toujours bruyant; qui ne goûte
un véritable repos, un bien-être qu'il demanderait en
vain à des sites plus grandioses ; la pureté de l'air y invite, le calme de la nature y convie, tant l'aspect de ces
lieux a d'attrait et de séduction. Mais montons à Saint-
Sauveur, un autre spectacle nous attend : à 80 mètres
au-dessus du gave, qu'il surplombe, si je puis dire, apparaît le hameau de Saint-Sauveur, accessible par une
magnifique rampe que parcourent à chaque instant des
voitures, des cavalcades. Ce n'est plus seulement sur la
vallée que l'on vient de quitter à regret que le regard domine, mais il embrasse aussi le commencement de la gorge
qui, après mille détours, conduit à Gavarnie, toujours arrosée par le gave, toujours dominée par de hautes montagnes. C'est là qu'est l'établissement, entouré de jolies
habitations, s'étendant de chaque côté de la seule et uni-
que rue qui aujourd'hui, grâce à une auguste initiative,
va, en se prolongeant à travers des prairies, se relier à
la route qui de Luz conduit directement à Gavarnie par
un gigantesque pont de 60 mètres de long jeté sur le
gave, qui mugit à 80 mètres de profondeur. Ce pont,
d'une admirable hardiesse, et ce prolongement de la rue

primitive seront un bienfait pour Saint-Sauveur, qui pourra offrir une promenade horizontale aux baigneurs qu'une pente trop rude fatiguait, et un retour agréable à ceux qui, arrivant de Gavarnie, descendaient directement à Luz.

Des maisons dont la réunion forme l'établissement de Saint-Sauveur, les unes sont alignées le long de la montagne de Laze; les autres, en plus petit nombre, sont sur le bord de la corniche qui surmonte le ravin. L'établissement va recevoir cette année des améliorations qui lui permettront de rivaliser avec les autres localités thermales, en offrant aux baigneurs les facilités d'un traitement complet. Longtemps abandonné à lui-même, Saint-Sauveur s'était laissé distancer par les stations du voisinage; mais la haute faveur dont il vient d'être l'objet cette année (1859) par le séjour de Leurs Majestés Impériales, ne lui permettait plus de s'oublier lui-même : aussi la vallée a-t-elle cherché à reconnaître tant de sollicitude et de bienveillance par des sacrifices, et s'est-elle mise à l'œuvre pour contribuer de tout son pouvoir à répondre, par plus de confortable et par la satisfaction de besoins généralement reconnus, aux embellissements qu'une puissante protection a daigné lui accorder.

La position de Saint-Sauveur, avant de lui avoir assuré un concours de baigneurs, lui avait attiré l'attention des voyageurs et des touristes de cette classe qui veut voir tout ce qu'il y a de charmant, de beau. Ne faut-il pas aborder à Luz pour visiter ce cirque de Gavarnie que doit connaître et admirer quiconque arrive dans les Pyrénées; le pic du midi de Bigorre, qui offre l'aspect le plus étourdissant par ce magnifique panorama de montagnes qui, s'étendant du pic du midi d'Ossau jusqu'aux montagnes de l'Ariége, forme un rideau de 50 lieues éclairé par un soleil brillant qui se joue sur ces pics neigeux comme sur autant de cascades ? Baréges, Cauterets, ne se trouvent-ils pas dans le voisinage ? Aussi le temps d'une saison thermale est-il à peine suffisant pour faire toutes les excursions des vallées de Saint-Savin, d'Argelès et de Baréges.

L'air est toujours pur, la température moyenne. Ici pas de ces chaleurs qui, dans les plaines, éprouvent les constitutions les plus solides. Par sa position, la vallée n'est ouverte qu'aux vents du nord et du midi : ce dernier précède l'orage et ne se fait sentir qu'à intervalles assez éloignés. La situation de Saint-Sauveur permet aux baigneurs le plaisir de la promenade vers le milieu de la journée, à l'abri des ardeurs du soleil. Dans les températures les plus élevées, le thermomètre, depuis plusieurs années, n'est pas monté au-dessus de 26° cént. Les mois choisis de préférence par les malades, juillet et août, présentent une température qui contraste avec les chaleurs fatigantes des pays méridionaux, et ce fait est tellement exact que des habitants des plaines environnantes, de Pau, de Tarbes, viennent se reposer dans nos montagnes et y chercher la fraîcheur que leur refusait leur climat. Septembre devrait être préféré pour les personnes qui ne réclament qu'un délassement, un repos ; qui ne viennent demander qu'à puiser dans les eaux une nouvelle énergie ; pour lesquelles les voyages, les excursions sont un adjuvant nécessaire du traitement. Dans ce mois, en effet, généralement beau, rien ne peut arrêter l'ardeur du touriste : le ciel est splendide, la nature encore, riante, et la température permet de passer la journée en courses et en promenades. Le soir, il est vrai, l'air devient plus frais et vous force à regret à chercher un abri nécessaire, surtout pendant l'usage d'un traitement sulfureux.

N'est-ce pas en présence de cette nature, en dehors de toutes les préoccupations des affaires et de la vie énervante des grandes villes, qu'on peut dire avec Bordeu :
« Les habitants des villes sont plus ou moins affectés de
» quelque passion qui tient en échec les mouvements
» de l'économie ; il serait permis de les comparer à des
» espèces de somnambules dont les yeux, pour les fonc-
» tions naturelles, sont distraits ou mal dirigés, qui ne
» respirent, n'entendent, ne voient qu'à demi ; qui sont
» perpétuellement pressés, tiraillés, irrités et du côté de
» la tête, et du côté du cœur, et de celui de l'estomac ;
» qui sont sans forces, sans sommeil, ennuyés, épuisés,
» engorgés de sucs étrangers à la santé, dans un orage
» perpétuel, par le fait de sensations agitées... Ces détra-
» quements habituels de la partie sensible énervent les
» fonctions, entretiennent et aggravent les maladies lentes
» et longues. Elles les multiplient et les rendent rebelles
» en leur ôtant le courage, l'espoir, la patience, cette
» heureuse indifférence , cette heureuse insensibilité
» qui font naître le bon sens, la paix de l'âme, la
» santé. »

Quelques conseils cependant sont nécessaires pour retirer d'heureux avantages du traitement thermal : nous les indiquerons plus loin. Après avoir envisagé les avantages de l'air et des lieux, parlons des eaux, de l'élément véritablement thérapeutique.

§ II.

Ses Eaux.

Les eaux thermales de Saint-Sauveur, qui jaillissent d'une roche euritique au pied de la montagne de Laze,

sont à base de sulfure de sodium ; la température varie
de 34° 50 à 33°, suivant qu'on la prend au niveau du
réservoir ou au numéro le plus éloigné. Les diverses ana-
lyses qui en ont été faites par MM. Gintrac, Descloiseaux,
Longchamps et Filhol, présentent de légères différences.
A plusieurs reprises j'ai recherché le dosage exact du
sulfure de sodium, et j'ai trouvé 0,022 par litre d'eau.
Voici, du reste, les derniers résultats :

Sulfure de sodium.......	0,024
Chlorure de sodium......	0,0689
Sulfate de soude	0,0400
Silicate de soude	0,0704
— de chaux.........	0,0062
— de magnésie......	0,0030
— d'alumine	0,0070
Matière organique.......	des traces.
Acide borique...........	—
Iode.................	—

Cette eau, riche en sulfure, en chlorure alcalins, ne
saurait être indifféremment employée ; elle se rapproche
des eaux de Bonnes, de Cauterets, de certaines sources
de Baréges.

L'eau est transparente, d'une couleur incolore, dégageant une forte odeur hépatique ou d'œufs couvis, et laissant échapper des bulles de gaz azote, qui recouvrent la
peau pendant la durée du bain, et que l'on aperçoit dis-
tinctement quand on remplit un verre à la buvette. Douce
au toucher, huileuse, onctueuse, elle contient une quantité
considérable de sulfuraire et de glairine ou barégine, qui
surnagent sous forme de filaments, de petits tubes formant
un réseau, et de matière blanchâtre sans texture, déposée

au milieu d'un lacis de filaments ou isolée. Si l'on retire cette dernière des conduits, on la trouve en morceaux épais, comme de la gélatine.

La température est peu élevée, si on la compare à celle de certaines sources de Cauterets ou de Baréges, mais elle est en rapport avec les états constitutionnels, avec les idiosyncrasies qui viennent y chercher le soulagement à leurs malaises.

L'établissement de la vallée qui contient les sources dont nous nous occupons plus spécialement, est gracieux, et va recevoir, cette année, les améliorations nécessitées par l'affluence qui, chaque saison, devient plus considérable. Un système complet de douches générales, locales, ascendantes, permettra de varier le traitement et d'employer l'eau sous les formes les plus favorables.

Il est un autre établissement construit depuis trois ans pour utiliser l'eau qui servait à une buvette ; nous voulons parler de la source de Hontalade, dont la composition, entièrement semblable à celle du grand établissement, mais plus faible, n'a d'autre différence qu'une température plus basse, puisqu'elle ne donne que 22°, au lieu de 34° 50. On a établi des baignoires ; mais le peu de chaleur de cette source ne permet que des applications restreintes, et en fait en quelque sorte un établissement hydrothérapique. La buvette est assez fréquentée, surtout par les personnes qui ne peuvent supporter une boisson à 30 et quelques degrés. Il est difficile, du reste, de poser des bases invariables. La tolérance dépend des prédispositions idiosyncrasiques.

Nous n'entrerons pas dans des discussions chimiques sur les sels qui composent la minéralisation de nos eaux. Que ce soit un monosulfure, un polysulfure ou un sulfhydrate de sulfure de sodium, c'est ce que nous ne

saurions dire ; M. Fontan, dans son remarquable ou-
vrage, a discuté ces diverses opinions et s'est arrêté à la
dernière. M. Filhol admet le monosulfure.

On trouve encore, dans le voisinage de Saint-Sauveur,
à 3 kilomètres à peu près, plusieurs sources, dont trois
ferrugineuses : celle de Saligos et les deux de Viscos, et
une quatrième, celle de Visos, qui laisse dégager de l'a-
cide sulfhydrique et a pour base des carbonates et des
chlorures sodiques qui lui donnent des propriétés déter-
sives. On l'emploie malheureusement peu, bien qu'elle
offre de grands avantages.

Le groupe sulfureux de Saint-Sauveur trouve un puis-
sant adjuvant dans les sources ferrugineuses et déter-
sives.

CHAPITRE II.

§ Ier.

Action des eaux sulfureuses en général.

Quelle est donc l'action de ces eaux ? Les eaux sulfureuses agissent en vertu de l'élément sulfureux en lui-même par une action générale, et eu égard à la proportion des divers éléments qui entrent dans leur composition par un effet spécial ; c'est ce qui explique que des eaux à peu près semblables par les principes minéralisateurs, ont cependant des effets spéciaux dissemblables. Voyons d'abord quelle est cette action générale sur l'organisme.

Nous devons placer en première ligne la tonification et même la surexcitation, conséquence nécessaire de tout traitement sulfureux. Aussi doit-on le proscrire toutes les fois qu'il existe une tendance congestionnelle sur un organe, une prédisposition inflammatoire ou un véritable état inflammatoire aigu. En effet, dès le début, on observe :

A. — Chez les tempéraments sanguins, de la lourdeur de tête frontale ou même syncipitale, parfois avec bourdonnements. Si l'on s'arrête, ces phénomènes ne tardent pas à disparaître ; si l'on s'obstine, au contraire, à

continuer le traitement, ils acquièrent de la gravité, avec
les signes d'une congestion évidente. On peut prévenir
ces accidents par des lavages d'eau fraîche sur la tête
pendant la durée du bain, par des pédiluves après le
bain ou même pendant la boisson ; en un mot, par quelques dérivatifs ou révulsifs. Hors ces conditions spéciales,
il n'est pas rare de voir quelques fatigues de tête avec
chaleur.

B. — En même temps, l'activité circulatoire se développe ; l'accélération, la force du pouls et les battements
du cœur deviennent plus grands ; la chaleur générale
plus vive ; le sommeil est agité, interrompu.

Il faut bien distinguer, dans ces modifications vascu-
laires et hématosiques, la part qui revient au système
nerveux. Pour les tempéraments irritables, ces phénomènes, ces malaises ne tardent pas à se dissiper pour faire
place à un sentiment de calme et de bien-être.

C. — Les grands appareils de la digestion éprouvent
aussi des modifications assez importantes, soit par les bains
seuls, soit par les lavements d'eau minérale, mais surtout
par la boisson. Elles sont de la même nature que celles que
nous avons observées déjà : le malaise gastrique se prononce. Si la tolérance ne s'établit pas, l'appétit disparaît ;
il y a sensibilité, coliques, selles fréquentes, muqueuses,
bilieuses et même dyssentériques. Plus tard ces phénomènes s'aggravent avec réaction générale. Si l'on fait usage
de lavements, le spasme intestinal peut être assez prononcé pour déterminer un état hépathique, un spasme du
canal cholédoque avec décoloration des garde-robes. Il faut
donc surveiller attentivement les effets produits par l'eau
sulfureuse sur le tube digestif, soit qu'ils se traduisent
par une constipation ou par de la diarrhée.

Quand il y a tolérance, l'appétit se développe, les digestions deviennent faciles.

Et qu'on me permette ici une remarque. Tous les jours on entend des malades se féliciter de l'effet que les eaux produisent sur eux ; ce qui signifie, dans tous les cas, qu'elles amènent une purgation ou même une superpurgation. Nous ne saurions trop nous élever contre une erreur aussi préjudiciable, quand il s'agit d'eaux sulfureuses de la classe de celles qui forment le groupe pyrénéen. Tout au plus ce dicton pourrait-il se justifier par l'abondance d'un sel de magnésie. Dans les autres circonstances, ces purgations ne doivent être attribuées qu'à une irritation du tube digestif, qu'à un agacement véritable, toujours inutile, souvent dangereux, qu'il faut s'efforcer d'arrêter et même de combattre s'il persiste, parce qu'il ne tarde pas à nécessiter l'arrêt du traitement et une médication spéciale. L'eau sulfureuse, prise à dose modérée, *ne purge pas :* c'est ce que l'expérience m'a appris ; on doit donc en proportionner le dosage à la susceptibilité de l'individu, aux conditions idiosyncrasiques.

D. — Nous avons parlé des phénomènes que présente l'appareil circulatoire. Les poumons, eux aussi, nous offrent quelques considérations. L'activité plus grande de la circulation se fait ressentir dans ces organes, qui participent souvent à l'état de surexcitation générale. S'il y a de la tendance à un état phlogosique, il se manifeste assez promptement par de la toux, une légère dyspnée ; quelquefois de l'hémoptysie, de la chaleur, de la constriction pharyngienne, des douleurs thoraciques, phénomènes qui ne tardent pas à s'amender si l'on modère l'action sulfureuse par des moyens appropriés.

E. — Ici se présentent les considérations générales sur

les effets de l'eau sulfureuse sur les muqueuses. Dans
l'état catarrhal, cette action tonifiante s'exerce sur les
membranes et les follicules ; les flux peuvent augmenter
d'abord, mais ne tardent pas à diminuer, et cette
excitation passagère a pour résultat de modifier la vitalité de la membrane et de la ramener à un degré d'acuité
modéré, qui seul peut opérer le retour à l'état normal.
Nous en avons déjà parlé.

F. — L'appareil génito-urinaire reçoit aussi sa part
d'excitation ; les urines diminuent pendant la période de
surstimulation ; après, elles deviennent plus abondantes.
On ne doit jamais perdre de vue ni la qualité ni la quantité des urines dans le cours du traitement sulfureux.
Elles sont la pierre de touche, le régulateur de l'état de
l'organisme. La stimulation générale se manifeste d'une
manière très-appréciable sur les organes de l'appareil
génital.

G. — Nous avons dit que la circulation était dès le
début activée ; c'est dire que la calorification éprouve
une stimulation importante. La chaleur se répartit plus
également, suivant le degré d'excitation, et peut même,
si elle est portée trop loin, devenir âcre et mordicante.

H. — Les sécrétions sont activées ; les sécrétions cutanées deviennent plus faciles, plus abondantes.

I. — L'innervation a une large part dans ces modifications générales, suivant en cela l'état de la circulation
et de la calorification. Tantôt la surexcitation se prononce ; d'autres fois au contraire, c'est la dépression ; mais
dans ce dernier cas il faut s'assurer si cette dépression
n'est pas due à l'*oppressio virium ;* dans les cas de perturbation nerveuse, l'usage du traitement sulfureux provo-

que une sédation douce et ramène le système nerveux à un équilibre physiologique.

J. — La nutrition générale reçoit un surcroît d'activité, et dans les cas où elle s'accomplirait irrégulièrement, cette stimulation peut la ramener à sa normalité.

§ II.

Action spéciale des eaux de Saint-Sauveur.

Tels sont les effets de toute eau sulfureuse dont l'usage est continué un temps suffisant. Mais ayant plus particulièrement à nous occuper des eaux de Saint-Sauveur, il nous faut rechercher leur mode d'action spéciale, qui doit être attribué à ses conditions de minéralisation et de température, de gaz, etc.

La température de l'eau de Saint-Sauveur ne dépassant pas 34°, 50 en moyenne, laisse assez généralement éprouver, au moment de l'immersion, une sensation de frais, je ne dis pas de froid. Cependant il est un grand nombre d'organisations qui la trouvent trop élevée et pour lesquelles il est nécessaire de la rabaisser d'un degré et quelquefois de plusieurs. On comprend dès lors que les cas dans lesquels elle doit réussir sont spéciaux, et qu'on ne saurait prescrire ces bains dans les circonstances où une haute température est nécessaire. Cette température peu élevée contribue tout autant que sa composition à rendre l'eau de Saint-Sauveur précieuse dans une grande classe d'affections, celles qui se lient à un état de débilitation générale, de névroses partielles ou générales, de surexcitations nerveuses.

Le frais, cet agent de sursédation appliqué d'une manière continue, permet la stimulation sulfureuse, la maintient dans de justes limites, aidée encore par les dégagements de gaz azote et l'abondance de la barégine ou glairine, qui, en donnant à l'eau une douceur, une onctuosité, la fait ressembler à une solution mucilagineuse tempérant l'effet de l'aspiration du gaz acide sulfhydrique. L'élément stimulant est pour ainsi dire emprisonné dans ces éléments sédatifs, et ne traduit son action que lentement et sans les inconvénients que nous avons signalés. Et si les précautions sont nécessaires, elles le sont bien moins qu'elles ne le seraient sans ces conditions spéciales, et l'on peut dire que malgré la sulfuration assez élevée les eaux de Saint-Sauveur seraient facilement supportées, si l'on n'avait pas à diriger des organisations dont la débilité et la susceptibilité sont le principal caractère. L'absorption des bulles azotées par la respiration, l'onctuosité de l'eau mélangée à ce gaz, soit qu'on l'administre en bains ou en injections, la rendent tolérable aux individus les plus impressionnables ; et cependant il en est qui ne peuvent encore la supporter et pour lesquels il faut la mitiger avec de l'eau ordinaire. Si pour quelques organisations la température est un peu basse, on peut facilement l'élever d'un degré sans modifier en rien les conditions minérales de l'eau. Bien que ces cas soient les plus rares, on doit cependant les signaler.

§ III.

Leur application.

Nous avons décrit les phénomènes provoqués par l'usage de l'eau sulfureuse, nous avons établi des distinctions importantes par rapport à l'action de l'eau de Saint-Sauveur, éminemment sédative et tonique ; il nous reste à rechercher dans quelle classe d'affections il convient de la prescrire et les résultats qu'elle peut donner. Comme eau sulfureuse, par cela seul qu'elle contient des sulfures et des chlorures alcalins, en un mot par la base de sa composition, son usage est utile dans tous les cas où une médication sulfureuse moyenne est indiquée, sans haute élévation thermométrique ; car ces deux conditions se lient entre elles à tel point qu'on peut prédire la sulfuration par la température.

Mais si l'eau de Saint-Sauveur peut agir comme le ferait toute eau sulfureuse, par sa composition spéciale elle convient plus particulièrement dans des conditions données. Déjà, depuis longues années, cet établissement voit accourir vers lui une affluence de personnes auxquelles l'impressionnabilité, l'éréthisme, les malaises spéciaux rendent l'existence difficile et même insupportable ; elles y viennent, y reviennent encore, et après de sérieux traitements, elles voient s'amender ces souffrances et rentrent dans la vie sociale dont elles s'étaient forcément éloignées. Aussi parler de Saint-Sauveur, c'est réveiller bien des souvenirs dans cette classe de femmes trop souvent fatiguées avant l'âge par une vie artificielle ; chez ces hommes qu'un travail trop assidu épuise, surexcite ou énerve, et qui trouvent seulement dans l'eau de ces fontaines le calme qu'ils recherchaient depuis longtemps. On peut l'utiliser dans tous les cas où il faut tonifier sans provoquer l'éréthisme : chez les jeunes enfants débiles qui ne pourraient tolérer un traitement trop excitant, et qui, par son usage, acquièrent une tonicité normale. Nous dirons donc que l'eau de Saint-Sauveur, par son action spéciale, s'adresse aux maladies nerveuses, aux névroses proprement dites, aux débilitations profondes qui en sont le plus souvent la conséquence, et aux maladies des femmes qui se relient presque toujours à des perturbations nerveuses par le trouble profond que ces affections répandent dans tout l'organisme ; en un mot, on doit la préférer toutes les fois que les indications spéciales que nous venons d'exposer compliquent un état chronique exigeant la médication sulfureuse (1).

§ IV.

Règles à suivre pendant le traitement.

Il est quelques règles qu'on ne saurait observer avec trop de soin dans l'administration du traitement sulfureux de Saint-Sauveur :

1° La tolérance, tolérance plus ou moins facile qui exige parfois des temps d'arrêt et même quelques moyens émollients pour calmer la surexcitation des premiers jours.

2° On devra toujours s'informer auprès du malade de la température qui est le plus à sa convenance ; il en est pour lesquels le frais comme le chaud peut être nuisible. Les tempéraments mous et délicats, qui ont besoin d'une absorption plus longue, supporteront des bains un peu plus tièdes.

3° La durée du bain est aussi importante à étudier que la température. Il n'est pas indifférent en effet de prolon-

---

(1) Cette action, comme nous l'avons dit, doit être attribuée à la température moyenne et même fraîche, et à l'abondance du gaz azote et des matières azotées : la barégine ou glairine.

ger d'un quart d'heure l'immersion. En général, au début les tempéraments nerveux doivent abréger cette durée jusqu'à ce que la tolérance soit parfaitement établie. On est même obligé de remplacer quelquefois le bain par le demi-bain, et même de recourir à des pédiluves à la sortie.

4° Si le bain doit en général être pris le matin à jeun, il est des idiosyncrasies qui ne sauraient le supporter dans ces conditions, qui ne peuvent se baigner sans avoir pris d'aliment. Le choix de l'heure est donc une question.

5° Le repos ou la marche après le bain offrent aussi des avantages ou des inconvénients. L'état morbide doi donner l'indication.

6° Quant aux douches générales, il faut rechercher avec soin la température la plus convenable. Tel individu est débilité par une chaleur trop grande, qui se trouve réconforté par une température moyenne ou basse. On doit mesurer la durée d'après l'état de l'organisme, commençant toujours par un temps assez court.

7° Les douches ascendantes du vagin fournissent aussi quelques considérations : ainsi, comme pour les douches générales, on étudiera la température, la force, la durée, et même dans quelques cas on sera obligé de mitiger l'eau sulfureuse avec de l'eau ordinaire pour éviter une menace de congestion ou de surexcitation. Leur durée ne doit jamais dépasser une dizaine de minutes : il faut prendre garde que ce n'est ni la force ni la durée de la douche qui ont une favorable influence ; c'est le rapport de ces deux éléments avec l'impressionnabilité de l'organe malade. Chaque jour on voit chez des personnes qui ne consultent que leur caprice, se développer une congestion véritable par l'abus de ces douches.

La douche prise avant, pendant ou après le bain, hors du bain, dans la position assise, étendue, a un mode d'action différent. Le matin, le soir, avant de se mettre au lit, ce sont autant de conditions qu'on ne saurait négliger.

8° Quant aux douches intestinales ou en lavement, on ne doit jamais en abuser, mais surveiller attentivement l'état des entrailles, ainsi que les flux muqueux, séreux ou bilieux qu'elles peuvent provoquer.

9° Il est un moyen qui rend de grands services dans les cas de granulations pharyngiennes et de débilitations de l'arrière-gorge qui coïncident très-souvent avec les lésions utérines ; nous voulons parler de douches à jet très-ténu, dirigées sur le pharynx pendant une demi, une et même deux minutes. Combinées avec les gargarismes hydrominéraux, elles constituent la meilleure médication topique contre ce genre d'affections.

10° Les remarques qui précèdent sur les précautions à prendre dans l'administration des douches, ont pour but de modérer leur action non-seulement comme agent minéral, mais comme agent physique de choc. Toute douche, en effet, a une action complexe, et quand on la dirige sur un organe de contexture délicate, tout en tenant compte de ses propriétés minérales, il faut surtout prendre garde à ce choc qu'elle provoque, et qui souvent est le point de départ de phénomènes plus ou moins graves.

11° Dans l'usage de la boisson, on suivra les mêmes précautions que nous avons déjà indiquées, et qui ont pour but le dosage de l'eau par rapport aux conditions diosyncrasiques des malades : s'il en est qui peuvent absorber jusqu'à cinq et six verres d'eau sulfureuse sans éprouver de modifications appréciables, il en est d'autres qui ne dépassent pas un demi-verre sans inconvénient ;

bien qu'elle soit coupée avec une tisane ou un sirop. On prendra toujours la boisson au moins une heure avant les repas.

S'il se manifeste, comme pendant la durée des bains, des symptômes de surexcitation, on en diminuera la dose, et même on la suspendra si besoin est.

La marche sera ascendante au début et descendante vers la fin du traitement.

Nous avons déjà eu souvent occasion de parler de phénomènes de surexcitation, d'une période d'éréthisme : c'est qu'en effet, le plus généralement pendant les premiers jours, ces symptômes se manifestent et pourraient surprendre le praticien qui les observerait pour la première fois. Ils sont cependant peu redoutables, et quelques légères précautions, quelques soins hygiéniques suffisent souvent pour les laisser s'éteindre. Cinq, six, huit jours tout au plus les voient persister, puis peu à peu tout rentre dans l'ordre, et le traitement se continue désormais sans encombre. Que si, tout au contraire, ces accidents de surstimulation ne surviennent que vers le milieu du traitement ou plus tard encore, ils ont une importance toute autre, en ce qu'ils indiquent une perturbation plus durable et souvent une saturation anticipée. La surveillance que réclament ces nouvelles conditions a pour but de mettre un terme à une situation qui, s'aggravant tous les jours, non-seulement compromettrait le succès du traitement, mais par la persistance pourrait provoquer des phénomènes aigus. Une suspension momentanée, quelquefois même un arrêt définitif sont nécessaires, et dans ces cas le praticien ne saurait s'arrêter à des considérations particulières, propres tout au plus à compromettre la santé du malade.

Il est quelques soins hygiéniques qu'on ne peut négliger sans inconvénients pendant le cours d'une saison thermale sulfureuse. Tout traitement sulfureux ayant pour effet de provoquer l'expansion périphérique, si on vient contrarier cette expansion par des refroidissements brusques, par l'humidité du soir et du matin, on s'expose à répercuter à l'intérieur le mouvement qui se fait vers la peau, et à le fixer sur des organes importants. On doit donc éviter l'humidité soit après le bain, soit surtout pendant la soirée.

Pour aider à ce mouvement périphérique, la marche est non-seulement utile, mais nécessaire à ceux qui peuvent s'y livrer. Quand il est question de marche, on doit entendre un exercice en rapport avec les forces du malade, et jamais la fatigue qui résulte de courses exagérées. Malheureusement, il faut le dire, dans les établissements thermaux, principalement dans les Pyrénées, la nature par ses prodiges nous invite chaque jour à de nouvelles excursions; il s'établit une lutte entre tous les baigneurs, une rivalité d'énergie, qui le plus souvent n'a d'autre résultat qu'un excès de fatigue et les malaises qui en sont la conséquence. Il faut donc ne pas se laisser entraîner par une question d'amour-propre et de vanité dans ces courses, ne jamais dépasser la limite de ses forces si l'on veut faire de cet exercice un adjuvant utile de la médication que l'on suit.

Il est utile de rechercher le grand air, les promenades, le séjour sous les arbres résineux dont l'action tonifiante se fait vivement ressentir sur toute l'économie, et est plus particulièrement utile dans certaines affections spéciales, telles que celles des voies respiratoires.

Les règles qui doivent présider à la nourriture sont très-simples : le régime sera substantiel, à base de viandes rôties et bouillies, mélangées de légumes bien cuits, verts autant que possible, et de quelques fruits, surtout cuits ; non que les fruits offrent des inconvénients, mais parce que, pris en certaine abondance et n'étant pas toujours suffisamment mûrs, ils exercent une action défavorable sur les entrailles, et provoquent ou entretiennent des malaises toujours désagréables pendant le cours d'un traitement.

Il faut éviter les excitants, tels que thé, café, liqueurs, du moins en limiter la quantité. Les longues veillées sont aussi à mettre à l'écart, ainsi que les fatigues qu'entraînent après elles les réunions tardives.

Telles sont à peu près les réflexions que l'ont peut présenter sur l'hygiène et la diététique pendant le traitement sulfureux : sans exagérer ces précautions, il faut les observer avec sagesse et intelligence, ne jamais perdre de vue que l'eau thermale est un médicament, et que tout médicament demande à être entouré de certaines conditions pour produire un effet salutaire.

La durée du séjour ne saurait être fixée d'une manière précise. Elle dépend de l'état morbide et de l'idiosyncrasie. S'il est des cas dans lesquels une saison de vingt-deux à vingt-cinq bains, avec de légers temps d'arrêt, peut suffire, il en est d'autres, au contraire, qui exigent une médication plus longue. Il devient dès lors nécessaire de partager le traitement en deux saisons de seize à dix-huit bains chacune, séparées par un intervalle de repos de huit à dix jours.

Le moment de l'année choisi pour l'usage du traitement sulfureux est aussi à considérer ; pendant les fortes chaleurs, l'action minérale est bien plus puissante et peut donner facilement naissance à des phénomènes congestifs. On devra y prendre garde, user des précautions nécessaires pour en établir la tolérance, et surtout ne pas prolonger la cure au delà de certaines limites. Dans les températures moyennes, l'eau sulfureuse provoquera une réaction moins vive, et quelquefois plus salutaire.

Cette remarque expliquerait l'inégalité d'action qui s'observe souvent d'une saison à l'autre dans la médication thermale ; et cependant il est des années où, sans cause appréciable, par une de ces modifications atmosphériques et constitutionnelles auxquelles on a donné le nom de *constitution médicale,* on observe des effets tout à fait imprévus, des incohérences que rien ne pouvait laisser supposer. Chez un plus ou moins grand nombre de malades, on ne saurait porter une trop grande attention à ces dispositions générales, qui se traduisent par un phénomène particulier ou par un ensemble de symptômes. Il sera bon d'étudier, si faire se peut, dès le début, le caractère de cette *constitution,* afin d'en conjurer les effets.

Il ne faut pas oublier que toute eau minérale n'est qu'un médicament qui a une action double, la première instantanée, si je puis dire ; la seconde, lente, sourde, se traduisant par des phénomènes profonds sur les appareils et les organes, l'eau demandant à être *digérée, assimilée;* de même que dans toute digestion l'aliment a deux effets, l'un immédiat par le fait de son ingestion, et l'autre plus lent comme agent de nutrition générale. Aussi, pour calculer les résultats d'une médication thermale, on doit donner à l'économie le temps de recevoir cette *imprégnation* générale. Un mois, deux mois seront souvent nécessaires. Quelquefois même les malades ne commenceront à ressentir les bons effets de la cure qu'un peu tard ; dans d'autres cas, au contraire, l'action première aura été favorable, mais l'organisme réfractaire au médicament ne tardera pas à laisser reparaître les mêmes malaises. Nous dirons donc

que pour apprécier sainement les avantages d'un traitement minéral, il faut constater la persistance des améliorations obtenues bien des mois après sa terminaison.

S'il est des personnes qui ressentent dès le début les
effets que nous avons décrits en parlant de l'action minérale, il en est d'autres qui peuvent, pendant un temps
assez long, faire usage des eaux sans éprouver de phénomènes réactionnels.

MALADIES

DES FEMMES.

~~~

CHAPITRE III.

DE L'UTÉRUS.

La femme, par la moindre résistance des tissus, par la plus grande délicatesse de l'organisation, se trouve plus particulièrement exposée à un manque d'équilibre, et par conséquent à la prédominance nerveuse. La vie adoptée, l'éducation, les occupations habituelles, surtout dans les grandes villes, ne sont-elles pas propres à y contribuer pour une large part ? Dès l'enfance, les travaux soutenus, l'absence d'activité physique ; plus tard les préoccupations vives, ne font qu'affaiblir la constitution, exalter le moral et la sensibilité générale. Mais une des causes les plus importantes peut-être, c'est ce mouvement qui s'opère quelquefois trop tôt vers les organes utérins, mou-

vement souvent lent et difficile , qui peut se terminer par
l'état incomplet de la fonction que ces organes sont
appelés à remplir, et qui, suivant qu'elle s'accomplit régulièrement ou irrégulièrement, réagit sur tout l'ensemble de l'organisme. L'étude des phénomènes qui ont
leur siége vers l'utérus et ses annexes démontre qu'un
très-grand nombre de malaises nerveux qu'éprouve la
femme ne dépend que de la manière dont vit cet organe,
si je puis dire, et souvent après de longues hésitations
on reconnaît une lésion fonctionnelle ou matérielle de ces
parties comme point de départ de phénomènes fort éloignés et que l'on considérait comme idiopathiques. Que
de gastralgies, de migraines', de toux même , se lient à
un état particulier de l'utérus ! Que de perversions et de
modifications dans la sensibilité générale ou spéciale ! Le
praticien doit toujours diriger son attention vers l'état
des organes pelviens, quand le diagnostic lui paraît difficile et douteux. Une douleur , un malaise, une fatigue,
peuvent mettre sur la trace de lésions quelquefois graves ;
et cette remarque est d'autant plus juste que des affections
sérieuses, des désorganisations même profondes peuvent
passer inaperçues, faute de symptômes locaux et ne traduisant leur existence que par des phénomènes qui paraî-
traient tout d'abord tenir à d'autres causes.

« Quel est le médecin, a dit Bordeu, qui n'a pas été
» témoin des ravages causés par la matrice ? En effet, son
» développement, qui est si étendu, la rend la source de
» bien des maux. Faute d'être développée dans l'enfance,
» elle reste sans action ; dans la vieillesse, elle est flasque
» et pour ainsi dire à charge ; dans l'âge moyen, comme
» le dit Van Helmont, elle fait sans cesse entendre sa
» voix ; elle a son empire particulier, qu'elle exerce. Elle
» donne des lois, se mutine, entre en fureur, et resserre,

» étrangle les autres parties tout ainsi que le ferait un
» animal en colère ; enfin, il est rare qu'à cet âge la ma-
» trice n'ourdisse quelque maladie. Elle est active, elle
» sent à sa manière ; car, suivant Baillou, l'espèce d'or-
» gasme et le grand nombre de symptômes qui précèdent
» l'écoulement des règles, proviennent du mouvement et
» de l'effort particulier que fait l'organe qui par sa nature
» est destiné à produire l'écoulement. »

L'utérus, par les fonctions de la gestation qu'il est ap-
pelé à remplir, et qui nécessite un développement considérable de cet organe, l'utérus, dis-je, est suspendu dans
la cavité du petit bassin, et maintenu en équilibre verti-
calement par des ligaments au nombre de six, et infé-
rieurement par le vagin dans lequel il s'emboîte par sa
partie inférieure, connue sous le nom de col, tandis que
le corps est recouvert par le péritoine. Deux de ces ligaments renferment les ovaires: ce sont les ligaments trans-
versaux. L'utérus est piriforme, aplati d'avant en arrière,
composé de deux parties assez distinctes, le corps et le
col, contenant une cavité triangulaire si l'on peut dire, et
percé de trois ouvertures, deux latérales et à la partie supérieure qui mettent la cavité en communication avec les
ovaires au moyen des trompes, et une inférieure qui
communique avec l'extérieur par le museau de tanche ou
extrémité inférieure du col. La longueur totale de l'organe de haut en bas est de 7 centimètres : 4 pour le
corps et 3 pour le col. Le canal qui traverse le col, et
qui par conséquent a 3 centimètres, se renfle vers son
milieu pour former une cavité plus large.

L'utérus est formé de trois membranes, l'une intérieure, qui a tous les caractères des muqueuses, avec des
modifications spéciales cependant, une extérieure formée
par le péritoine, une troisième moyenne, musculeuse,

composée de fibres dont les unes sont transversales vers le
fond de l'organe et s'épanouissent jusque dans les ligaments
larges en suivant la trompe; les autres, longitudinales, se
rendent aux fibres du col, qui sont pour la plupart circu-
laires, se confondant en un tissu serré. La membrane interne est grisâtre, dense, moins épaisse sur le col que sur le
corps, lisse, sans villosités, tandis que dans l'intérieur du
col elle forme des plis et des sillons : de nombreux vaisseaux alimentent cet organe et ses ovaires (des plexus
ovariques, utéro-ovariques, utérins).

Le vagin met l'utérus en communication avec l'extérieur;
c'est un canal d'une longueur de 6 pouces à peu près,
cylindrique, de 3 centimètres de diamètre, aplati d'avant
en arrière dans les conditions les plus ordinaires, dirigé
de bas en haut et d'avant en arrière derrière les os pubis.
Commençant à la vulve, partie externe de l'organe sexuel,
il se termine en se fixant à la partie moyenne du col de
l'utérus et se compose d'une membrane muqueuse, d'une
gaîne musculeuse ; enfin la vulve, orifice externe de ces
organes, est formée de replis connus sous le nom de
lèvres, et revêt tous les caractères des muqueuses.

Le vagin et l'utérus sont immédiatement situés en arrière de la vessie et en avant du rectum ; l'*S* du colon est
en rapport avec le ligament large et l'ovaire gauches.
Cette disposition est d'autant plus importante à noter,
qu'elle explique la fréquence plus grande des affections
de cet ovaire.

Nous n'avons voulu qu'indiquer l'état anatomique de
l'utérus et ses rapports avec les autres organes, pour
servir à l'étude que nous allons faire des affections qu'il
présente et qui dépendent de l'état des tissus qui le composent, de sa position mobile dans le petit bassin.
Nous ne ferons aussi que noter les moyens que l'on pos-

sède pour arriver à la connaissance de ces lésions, c'est-à-dire le palper, le toucher et le *spéculum*, sans l'usage desquels tout diagnostic exact est impossible. Nous dirons surtout que dans l'exploration par le toucher, il faut s'assurer de l'état du vagin, du col, du corps de l'organe et des ovaires, de ses rapports avec les organes environnants. Il faut tenir compte de la consistance, du volume, de la température, de l'humidité, en un mot comparer toujours l'organe que l'on examine à l'organe à l'état sain pour en noter les analogies et les différences. Le spéculum fait reconnaître la coloration, les exfoliations, les excoriations, granulations, ulcérations, tout aussi faciles à distinguer par le toucher.

§ II.

De la Menstruation.

L'utérus ne commence pas sa vie propre en même temps que les autres organes. L'enfant ne se doute pas de sa présence ; corps pour ainsi dire endormi, il ne révèle son existence par aucun phénomène. L'enfant grandit, se développe, et ce n'est qu'à un moment donné, plus tôt pour l'une, plus tard pour l'autre, que sonne le coup de cloche, si je puis dire, et que tout à coup les forces de l'organisme se concentrent sur ce point, pour de là s'irradier sur certains organes et modifier souvent la constitution et le tempérament de la jeune fille. L'utérus prend un notable développement, les parties extérieures se recouvrent de poils, les ovaires deviennent le siége d'un travail qui fait saillir les granulations ovulaires. Les glandes sous-muqueuses du vagin et de la vulve augmentent de volume et sécrètent un produit. Tout ce travail suivi de congestion passe quelquefois inaperçu, et l'écoulement sanguin apparaît sans que des symptômes précurseurs aient annoncé cette nouvelle fonction. Mais souvent aussi les choses ne se passent pas avec cette simplicité : des douleurs de reins, des malaises, de la lourdeur, de la fatigue dans les cuisses, les jambes et le bas-ventre, plus tard des perturbations fonctionnelles des grands appareils et surtout de celui de la digestion, des céphalalgies, de l'oppression, des palpitations, de l'inappétence, tels sont les phénomènes qui annoncent un travail vers l'utérus.

Ces symptômes s'observent surtout chez les femmes à tempérament lymphatique, chez lesquelles l'activité circulaire est moyenne, et aussi chez les femmes à prédominence nerveuse. Chez ces dernières, il peut se joindre, soit des phénomènes spéciaux de l'appareil de l'innervation, des chorées, des mouvements nerveux, etc., soit des phénomènes du côté, des grands appareils par des modifications fonctionnelles du grand sympathique. On ne saurait rester spectateur de ces malaises qui, par leur durée, affaibliraient la constitution ; il faut donc agir, et agir dans le sens de la nature, pour l'aider et favoriser cette nouvelle fonction, dont l'action est si puissante sur toute l'économie. Au moment, en effet, où elle apparaît, une transformation s'opère: les seins se gonflent, et, par cette turgescence, commencent à acquérir la forme et le volume qu'ils auront plus tard; un état nerveux spécial se développe; l'encéphale, les fonctions intellectuelles elles-mêmes, comme les appétences et les inappétences paraissent prendre part à ce mouvement général. On voit dès lors qu'un organisme mal équilibré, une constitution trop au-dessous du type normal, ne sauraient suffire à une expansion aussi générale, et qu'ils échouent précisément dans cette transformation.

Aussi doit-on agir avant ce moment sur cette constitution pour lui donner une force et une résistance suffi-santes. On ne saurait trop surveiller les quelques années qui précèdent l'époque désignée· dans le monde sous le nom de formation, pour combattre la tendance nerveuse ou lymphatique. L'exercice, la gymnastique, le repos intellectuel quelquefois, les toniques, etc., combattront des dispositions fâcheuses et régulariseront la circulation et l'expansion générale. Souvent avons-nous retiré un effet des plus avantageux de l'emploi des eaux sulfureuses prises un an et même plusieurs années avant cette époque, pour en faciliter l'établissement. Les bains de mer ont aussi leurs avantages, quand on ne redoute pas une trop grande stimulation.

Dans d'autres circonstances, au contraire, l'afflux sanguin se faisant avec une trop grande abondance vers l'utérus et ses annexes, détermine une véritable congestion locale dont la marche est celle de toutes les congestions, et qui peut même arriver jusqu'au degré inflammatoire et s'accompagner de phénomènes réactionnels généraux. La médication sera appropriée à cet état. Les émollients, les délayants, les antiphlogistiques apaiseront ce trouble et ramèneront l'organe au degré au-dessus et au-dessous duquel il ne pourrait remplir sa fonction.

Une fois établie, cette fonction complémentaire s'accomplit tous les vingt-huit ou trente jours, c'est-à-dire que le même travail se reproduit tous les mois à peu près. Les fonctions de la vie organique sont d'autant plus faciles, qu'on les soumet, quand la volonté peut avoir une influence sur elles, à une régularité plus grande, comme la digestion, la défécation, nous en fournissent des

exemples. Dans la fonction menstruelle on peut bien
aider la nature aux approches de l'époque, mais on ne
saurait la forcer. Dès le début, que d'obstacles quelquefois
s'opposent à cette régularité! que de causes intérieures et
extérieures peuvent la troubler! Le travail se suspend, reparaît pour se suspendre de nouveau, reparaître encore, et
ce n'est souvent qu'après des alternatives souvent répétées
que les règles s'établissent d'une manière franche et normale. Aussi faut-il ne pas se lasser dans l'emploi de la
médication qu'on avait adoptée auparavant, insister surtout, au moment présumé, sur les moyens qui facilitent
l'expansion, qui calment le système nerveux et enrayent
une congestion trop active : car pour l'accomplissement
de toute fonction, il faut un degré de stimulation au-
dessus et au-dessous duquel se trouvent la surstimulation
et la sursédation morbides.

Dans quelques cas, l'abondance du fluide excrété
dépasse les limites et devient elle-même cause de malaise et de nouvelles perturbations. Cette abondance,
qui a le caractère de toute hémorrhagie passive, tient
surtout à un état de faiblesse générale, comme toutes
les autres hémorrhagies de même nature, l'épistaxis
par exemple. La médication tonique mettra un terme à
ces accidents en fortifiant les tissus utérins en même
temps que tous les autres. Il peut se faire aussi que
cette abondance du flux menstruel dépende d'une activité circulatoire trop grande, d'une congestion trop
forte vers les organes de la gestation. La médication aura
pour but de modérer cet afflux, comme elle avait pour
objet dans le cas précédent de fortifier l'organe. On dis-
tinguera le caractère des hémorrhagies et par l'état de
l'organe lui-même, et par les qualités du sang, et par la
constitution et le tempérament.

Il est des circonstances dans lesquelles l'utérus paraît inerte : la menstruation ne se montre jamais et est remplacée par une hémorrhagie supplémentaire et parfaitement régulière, tantôt une hémoptysie, tantôt une épistaxis. Ces cas sont rares, mais on doit les signaler, et quelque effort que l'on dirige sur l'utérus, le résultat est négatif. Il faut s'abstenir, dans des états aussi exceptionnels, de forcer un organe qui ne se trouve pas toujours dans des conditions physiologiques propres à remplir la fonction qu'on voudrait lui imposer. Les choses se régularisent quelquefois, mais la plupart du temps résistent à tous les moyens que l'on met en usage.

CHAPITRE IV.

AFFECTIONS CHRONIQUES.

L'utérus peut être le siége, comme tous les autres organes, d'un état aigu et d'un état chronique. Voulant faire surtout ressortir les avantages du traitement sulfureux de Saint-Sauveur dans ces affections, nous n'aurons pas à nous occuper de l'état aigu, qui ne demande jamais qu'une médication antiphlogistique et émolliente, et nous aborderons immédiatement l'état chronique, qu'il soit la conséquence d'un état aigu antérieur ou qu'il se soit développé spontanément.

Nous écarterons donc de ce travail les affections aiguës, certains états chroniques, tels qu'ulcérations, etc., et les déviations proprement dites, etc. Sous le nom de déviations nous ne voulons parler que des versions qui ne paraissent pas devoir leur origine à un état matériel de l'organe. Les flexions sont ou naturelles idiosyncrasiques ou dues à une phlegmasie chronique, et rentrent dans le cadre que nous nous sommes tracé.

Nous aurons ainsi à envisager plus spécialement :

1° Les modifications du flux menstruel ;

2° Les inflammations chroniques du col et du corps ;

3° Les flux leucorrhéiques ;

4° Les lésions fonctionnelles, telles que névralgies, névropathies ;

§ Ier.

Cause.

L'utérus, par son mode de fixation ligamentaire, jouit d'une mobilité qui le rend apte à éprouver les modifications dues à l'action des organes qui l'environnent, et qui agissent sur sa position, sur sa circulation et même sur son innervation. La menstruation, par cet afflux mensuel, par cette congestion si souvent respectée ; la gestation par l'accroissement du volume, le changement de rapport de l'organe avec ses viscères abdominaux ; la parturition avec tous ses phénomènes post-puerpéraux, ne sont-elles pas autant de causes qui peuvent modifier la texture et la dynamie de ces organes?

L'établissement et la cessation de la fonction menstruelle ne s'accompagnent-ils pas de phénomènes plus ou moins graves ?

Nous citerons au nombre des causes, la laxité, l'élasticité des ligaments, qui leur permet de céder sous le poids du volume de l'organe, à la suite de congestion, de parturition, etc.; la mobilité de l'organe qui le prédispose à céder sous son propre poids ou sous la pression extérieure des intestins, par exemple des corps développés dans le voisinage : ainsi les distensions trop grandes de l'*S* iliaque du colon et de la portion supérieure du rectum; le volume ou la position de tumeurs, quelle que soit leur nature, développées dans l'abdomen au voisinage de la région pelvienne ou dans cette région même, les efforts de défécation violents et réitérés dus à une constipation opiniâtre et permanente.

Dans tous ces cas, l'utérus reçoit le contre-coup d'une pression mécanique qui tend à le déplacer comme corps mobile en totalité ou en partie, et à produire les versions, les déplacements, ou à gêner la circulation et à provoquer une congestion ou un véritable phlogose de l'organe ou de ses annexes. Les déplacements aussi, en changeant le rapport des organes entre eux, provoquent des engorgements et des états chroniques plus ou moins graves.

La gestation, ainsi que nous l'avons dit, l'accouchement, l'avortement, les causes qui souvent les provoquent, traumatiques ou inhérentes à l'organe, sont autant de causes morbides, par le travail d'absorption et de résorption fibrillaire souvent entravé.

A ces causes il faut en ajouter beaucoup d'autres ; ainsi celles qui peuvent survenir avant ou pendant la période menstruelle pour la supprimer ou la modifier ; celles qui agissent directement sur l'utérus, les applications irritantes, les excès vénériens, les inflammations du petit bassin, les péritonites partielles, les secousses, les fatigues, les chutes, les refroidissements, les corps étrangers introduits dans le vagin ou l'utérus. Si à leur action vient se surajouter une prédisposition diathésique ou constitutionnelle, ayant amené une débilitation profonde, une perturbation de l'innervation ou de la circulation et de la nutrition ; l'utérus, plus que tout autre organe, se trouvera prédisposé à subir cette influence générale et à devenir le siége d'un état pathologique, souvent d'autant plus réfractaire que la prédisposition générale sera plus profonde, plus ancienne. C'est ce qui, dans la plupart des cas, explique la gravité et la ténacité d'affections utérines coïncidant avec les scrofules, la tuberculisation, l'herpétisme, l'arthritisme. On est porté à croire que ces diathèses

ayant trouvé un organe comme support, tendent à se loca-
liser de plus en plus par une lésion dont la ténacité est
le signe caractéristique. Et en effet, on remarque souvent
l'alternance de ces lésions avec d'autres de même nature,
mais de siége assez éloigné , des affections cutanées, des
tubercules, etc. ; et l'on peut poser comme une règle in-
variable que dans certaines circonstances on ne doit chercher à guérir l'état local de l'utérus que par un traitement qui modifie la diathèse, sous peine de s'exposer à
la voir se manifester sur des organes de première importance. Ainsi, par exemple, les tubercules pulmonaires
suivent une marche inverse de l'état utérin, chez les malades disposés à la tuberculisation.

De ces causes, les unes produisent plus particulièrement certain ordre de lésions. Nous y reviendrons en
nous occupant spécialement de chaque affection en particulier.

Il est un point sur lequel il est nécessaire de s'arrêter,
c'est celui qui fixe le rapport de cause à effet qui existe
entre les lésions de l'utérus et celles de ses annexes. Le
travail qui se produit à chaque époque menstruelle vers
l'ovaire peut déterminer dans ces organes glandulaires
un état congestif, augmenté par des causes extérieures,
telles que l'engouement de l'S iliaque du colon, etc. : le
malaise, la douleur, les phénomènes de congestion et
même d'inflammation développés tout d'abord vers ces
ovaires, retentissent jusqu'à l'utérus, et peuvent à leur tour
donner lieu à un état chronique de cet organe. Que si la
médication est dirigée seulement du côté de l'utérus, elle
modifie bien momentanément cet état pathologique, mais
pour le laisser reparaître avec la même intensité ; si, au
contraire, on agit directement sur l'état ovarique, l'affection utérine marche d'elle-même vers une résolution qui

persiste. Aussi croyons-nous que, dans bien des cas, la lésion des annexes est le point de départ des malaises de
l'utérus et des lésions que l'on y observe. On ne saurait
donc apporter trop de soin dans l'examen des organes du
petit bassin, pour chercher à reconnaître les rapports de
causalité qui relient ces différentes lésions entre elles.

§ II.

Symptômes généraux.

Les phénomènes par lesquels se traduit une affection
utérine sont de deux ordres, locaux et généraux ou sympathiques ; les premiers se synthétisant, quelquefois lar-
vés, obscurs et même à peu près nuls, les seconds très-
saillants et pouvant induire le praticien dans des erreurs
fâcheuses. Dans le plus grand nombre de cas cependant,
l'état local présente à noter :

Sensation de lourdeur ou de tiraillements vers la
région lombaire, se prolongeant quelquefois vers le siége
et le petit bassin, la région inguinale et la partie supérieure des cuisses ; douleur même augmentant par les
efforts de défécation ; chaleur et douleur vaginale plus
ou moins aiguë ; agacement au niveau de la vulve ou
au-dessus du pubis ; leucorrhée quelquefois rare, d'autres fois très-abondante, de couleur et de consistance
variables, mais d'autant plus foncée que l'inflammation
est plus intense, blanchâtre, blanc jaunâtre, jaunâtre ou
jaune verdâtre, formée de mucus, ou d'un liquide mucoso-purulent ; marche et position debout difficiles et
souvent rendues impossibles par le sentiment de fatigue
et de malaise qu'elles provoquent ; fréquentes envies d'u-
riner ; constipation.

A ces phénomènes il faut en joindre de plus généraux :
tiraillements dans les épaules, la région précordiale, épigastrique; besoin d'une alimentation fréquente, et cependant inappétence, fadeur ou amertume de la bouche;
développement de gaz dans le ventricule et les intestins ;
gonflement épigastrique et abdominal après les repas,
parfois très-intense et fatigant; névralgies fréquentes;
douleurs au niveau des hypocondres, vers le huitième
espace intercostal, plus souvent à gauche qu'à droite, et
même dans toute la région dorsale; migraines, douleurs
errantes, palpitations, oppression, suffocation, toux légère ; névropathies générales ; scènes hystériformes ;
faiblesses; dépérissement progressif, avec diminution de
la coloration de la peau; état anémique et même chloro-
anémique, provenant d'une nutrition insuffisante. Ces états
simulant la chlorose, et qui sont sous la dépendance d'une
inflammation chronique, ne présentent pas toujours les
bruits de souffle artériel ; ils coïncident même avec une
tension de l'artère.

Il peut arriver qu'on n'ait pour se guider, même dans
des lésions très-graves, que ces phénomènes généraux. Le
diagnostic devient dès lors beaucoup plus difficile. Aussi,
quand l'examen des autres organes ne fournit pas une
cause suffisante pour expliquer ces malaises sympathiques,
il faut porter toute l'attention du côté de l'utérus, et le
plus souvent il donne la clef de ces symptômes.

Le toucher et le spéculum viennent ajouter de nouveaux signes qui varient suivant la lésion, suivant qu'elle
est matérielle ou fonctionnelle, et suivant aussi la portion
de l'utérus affectée, cette lésion pouvant se borner au col
ou au corps ou envahir à la fois ces deux parties; n'at-
teindre que la membrane muqueuse ou le tissu sous-
jacent, ou s'étendre au vagin et jusqu'à l'orifice vulvaire;

embrasser même les ovaires, etc. Les signes par le toucher et le spéculum seront décrits en traitant de chaque état spécial.

Nous avons parlé des causes générales et des phénomènes généraux ; il est temps d'aborder les différentes formes que peuvent présenter les états morbides de l'utérus.

CHAPITRE V.

DE LA CONGESTION.

La congestion se développe d'autant plus facilement vers cet organe, que tous les mois il est le siége d'un afflux plus considérable de fluide sanguin ou d'une congestion physiologique qui se dissipe sous l'influence de l'écoulement menstruel. Cependant cet afflux, sous l'action de causes variées, locales ou générales, peut être plus considérable et donner lieu à un véritable état pathologique : une circulation plus vive, une turgescence accompagnée de sensibilité hypogastrique et vaginale, malaises locaux et réactionnels généraux que nous avons décrits, même avec état fébrile ; le toucher fait reconnaître une dureté plus grande du col et du corps, avec augmentation de volume ; le spéculum, quand il est possible de l'introduire, montre une coloration vive, quelquefois très-foncée, un col violacé ; le vagin participe aussi de cet engorgement et de cette sensibilité avec excès de chaleur (1).

Dans cet état il n'y a pas encore de modification dans la texture de l'organe, mais seulement turgescence. Ces congestions sont actives ou passives comme tout état congestif, et les symptômes présentent des différences tirées

_____

(1) Dans les congestions passives le col est mou, tomenteux.

surtout des conditions générales de l'organisme ; elles
peuvent être passagères et disparaître pour ne plus se renouveler. Les émollients suffisent dans ce cas : le flux
menstruel dégage l'utérus et tout rentre dans l'ordre.
Mais il est aussi des circonstances dans lesquelles ces organes contractent l'habitude d'attirer le fluide sanguin à
des moments donnés, et deviennent le centre d'une
fluxion active ou passive qui se reproduit à la moindre
cause, une fatigue, une secousse, un choc, surtout au
moment des règles ; et l'orgasme réagissant sur l'économie, donne lieu à l'apparition de phénomènes généraux
faciles à relier au point de départ. Dans le cas de vitalité
trop grande la congestion est active ; dans les cas, au
contraire, de faiblesse des tissus liée à une anémie, elle
est passive. Le flux menstruel qui survient dans ces moments, par son abondance, peut bien débarrasser le
tissu utérin et ses annexes, mais ne saurait empêcher
le retour de nouveaux accidents. Chez certains sujets
des ménorrhagies en sont la conséquence ; chez d'autres, au contraire, la tension trop énergique s'op-
pose à l'écoulement du sang, et augmente par cet arrêt
les accidents. Quand l'abondance est trop grande, elle
amène tôt ou tard un affaiblissement général, et même
une anémie.

Il faut donc, dès que l'on a reconnu les causes qui ont
provoqué la congestion, les écarter pour enrayer l'état
morbide. Que si l'on ne peut les saisir, on s'efforce de modifier la vitalité de l'organe, en agissant en même temps par
des révulsifs, des dérivatifs, des émissions sanguines, des
émollients, des bains frais ou froids, de l'hydrothérapie
même, des toniques, suivant le caractère actif ou passif.
Nous ne saurions trop vanter les avantages des bains de
Saint-Sauveur, qui, par leur action sédative locale, stimu-

lante et périphérique générale, modifient la circulation
générale, la répartissent plus également, si l'on peut dire,
et diminuent cette tendance congestionnelle active ; ou,
augmentant la tonicité de l'organe sans surstimulation,
et fortifiant l'organisme, empêchent ou retardent ces afflux passifs. Les bains, les douches locales et générales,
la boisson même, nous ont souvent rendu de grands services. Dans les états passifs, on trouve dans l'eau ferrugineuse un adjuvant très-utile.

1re OBSERVATION.

Lymphatisme. — Phénomènes utérins, thoraciques, puis
intestinaux.— Ménorrhagie.—Névropathie générale.

Mme..., taille assez grande, cheveux blonds, est âgée de
quarante-huit ans ; sa constitution a toujours été faible, son
tempérament lymphatique et extrêmement nerveux. Elle ne
peut fournir de renseignements sur ses ascendants. Jusqu'à l'âge de dix-huit ans elle a joui d'une bonne santé et a
vu s'établir la période menstruelle sans fatigue ni malaise.
Le mariage vers la même époque a été suivi d'une grossesse et d'une couche facile et heureuse. Mais peu de
temps après l'abdomen est devenu le siége de douleurs
névralgiques, et l'utérus celui d'un état que Mme... ne peut
définir, mais qui a nécessité des cautérisations, et qui
probablement se reliait à sa névralgie. Les cautérisations,
du reste, n'ont pas produit une grande amélioration.

Vers vingt-deux ans, nouvelle couche, toujours très-
heureuse. A partir de ce moment Mme... éprouve des douleurs thoraciques, avec toux, expectoration, affaiblissement,
en un mot, avec des signes physiques de tuberculisation,

s'il faut la croire. Elle part pour l'Italie, s'entoure des plus grandes précautions, et après neuf années de traitement et de séjour à Naples, elle voit cesser les craintes que lui inspirait l'état des organes pulmonaires, et se trouve complétement guérie. Depuis lors aucun phénomène n'a reparu.

Mais dès ce moment les fatigues et les douleurs intestinales reparaissent au voisinage du colon, avec diarrhée presque permanente et déjections de mucosités, même semi-concrètes; depuis deux ans seulement le mieux s'est déclaré, et bien qu'à la moindre circonstance Mme... ressente des pincements, des douleurs et même rende des selles liquides, on peut dire que l'état des entrailles a cédé en grande partie. Les selles sont le plus souvent naturelles aujourd'hui.

Depuis trois ans, les règles augmentant progressivement, ont atteint le degré de la ménorrhagie; dans l'intervalle qui les sépare on n'aperçoit pas de leucorrhée. La surexcitation nerveuse naturelle s'est accrue par le fait de ces déperditions successives, avec douleurs névralgiques errantes, se fixant surtout vers le bas-ventre et développant une grande sensibilité dans ces parties; en même temps névropathies générales. L'impressionnabilité de Mme... est telle qu'elle ne peut supporter le moindre bruit sans éprouver une commotion; elle a eu des crises hystéralgiques, et en ce moment encore elle ressent parfois de la constriction pharyngienne. La débilitation est profonde, le teint anémique. Le sommeil est rare; les fonctions sont assez normales, les digestions faciles.

Au niveau de l'épigastre, vers l'hypochondre gauche, on sent une tumeur du volume d'un gros œuf, qui laisse percevoir les battements aortiques, et qui paraît dépendre d'un épaississement des membranes du colon.

Ni leucorrhée, ni chaleur du vagin ; le corps de l'utérus est profondément en arrière et le corps incliné en avant, avec légère flexion, mou, mobile, sans augmentation de volume.

Les bains de mer ont été inutiles, tandis que les bains sulfureux, pendant l'hiver et le printemps, tout en réveillant des malaises intestinaux, ont diminué les ménorrhagies qui reparaissaient toutes les trois semaines.

Le traitement sulfureux de Saint-Sauveur, dans des conditions aussi exceptionnelles, devait être surveillé avec soin et tempéré ; Mme... y arrivait après un voyage assez long qui l'avait affaiblie. Elle commence à prendre tous les deux jours des bains de vingt minutes à 33°, avec injection de trois à quatre minutes ; puis deux bains sans arrêts, puis trois, et en même temps douches vaginales de trois à cinq minutes. Vers le dixième bain, mouvement fluxionnaire vers l'utérus, à l'époque voulue, mais sans résultat ; les bains sont continués malgré des alter natives de douleurs névropathiques intestinales et générales. Enfin, après un séjour de sept semaines, pendant lesquelles Mme... a pris vingt-cinq bains et vingt-deux douches et essayé quelques verres de boisson sulfureuse, elle part sans avoir eu ses règles et dans d'assez bonnes conditions. La coloration reparaît sur le visage, les forces s'accroissent, l'agitation, la surimpressionnabilité, se sont apaisées, le sommeil est quelquefois passable, la marche plus facile. L'écoulement menstruel des mois suivants a été notablement moins abondant.

Sans entrer dans la discussion de la série de phénomènes qui se sont succédé chez Mme... depuis son mariage, traduisant des lésions tantôt utérines, tantôt pulmonaires, puis intestinales, sous l'influence de diathèses, nous avons seulement insisté sur la congestion

passive de la matrice et l'état déplorable de l'innervation, qui formait avec elle un cercle vicieux d'action et de
réaction. Une saison à Saint-Sauveur a eu de plus grands
résultats qu'on ne devait en attendre, eu égard à la situation de Mme...

2e OBSERVATION.

Débilitation profonde. — Ménorrhagie.

Mme..., vingt-six ans, cheveux blonds, teint pâle, taille
grande, avec maigreur, d'une constitution faible, d'un
tempérament lymphatique très-nerveux, a eu une mère
nerveuse et rhumatisante et un père hémorrhoïdaire.
Pendant son enfance son caractère était difficile ; elle était
sujette à des impatientes fréquentes telles qu'elles finis-
saient par des attaques de nerfs, nous dit-elle. Pas de
maladies du reste, si ce n'est quelques angines, qui ont
laissé une surimpressionnabilité du pharynx.

Vers quinze ans, la menstruation s'est établie, mais
précédée de fatigues, de douleurs : cette fonction, régularisée vers seize ans et demi, n'a jamais fourni un sang
suffisamment rouge. A dix-huit ans, menace de chlorose.
Les toniques et des bains de rivière paraissent faire cesser
cet état, et dès ce moment jusqu'à vingt-deux ans la
santé de Mme... se soutient avec quelques céphalalgies, qui
cependant ne la forcent pas à garder le repos. — Le
mariage est suivi d'une grossesse heureuse et d'une
couche facile. Mme... veut nourrir malgré les observations ;
après huit mois, éprouvant un amaigrissement progressif
et des signes de débilitation, elle s'arrête (ses règles
avaient reparu dans le sixième mois, et continué). Cepen-

dant l'écoulement se prononce avec une plus grande abondance; on cherche par des toniques, une bonne nourriture
à agir sur le système circulatoire et la nutrition; mais
sans résultat. Les eaux salines paraissent amener une
diminution qui ne se soutient que quelques mois. Mme...
n'a jamais eu de flueurs blanches. C'est dans ces conditions qu'elle vient essayer une cure à Saint-Sauveur en
1856.

A son arrivée, nous constatons les phénomènes suivants : pâleur du visage et amaigrissement profond,
débilitation, fatigues, faiblesses à la moindre promenade,
affaiblissement musculaire, légère dyspepsie, surtout au
moment des règles et quelques jours après, provenant
peut-être du repos ordonné pendant ces moments; quelques céphalalgies. Le pouls est assez soutenu et se développe au moment des époques. Rien à noter du côté des
autres fonctions. Le toucher fait reconnaître la mollesse
du col, qui a son volume normal, légèrement tomenteux,
sans granulations ni excoriations ; rien aux ovaires, ni
chaleur vaginale ni sensibilité. Les règles sont extrêmement abondantes pendant quarante-huit heures et se
continuent encore pendant cinq jours, mais s'amoindris-
sant toujours.

Rien n'est venu troubler le traitement, qui a duré trente-
six jours pendant lesquels Mme... a pris vingt-huit bains à
33°, de demi-heure, avec injection de trois à huit minutes
pendant le bain, et douche ascendante de même durée à
partir du huitième jour. En même temps un verre d'eau
en boisson. Les règles ont paru après le dix-septième bain
et ont été un peu moins fortes, cependant encore très-
considérables. A son départ, Mme... se trouvait tonifiée,
la marche entraînait moins de fatigue générale; la couleur du teint ne s'était pas sensiblement modifiée.

Après un hiver où Mme... a constaté une amélioration, elle se décide à venir faire une seconde cure vers le mois de juillet 1857. Elle est plus forte, éprouve moins souvent des malaises et n'est pas toujours obligée de garder le lit dans les moments de crises. Le traitement est à peu près le même que celui de l'année précédente, seulement avec addition d'eau ferrugineuse de Saligos à tous les repas pour remplacer l'eau ordinaire.

Sous l'influence de ce second traitement la santé de Mme... se consolide ; elle supporte les courses à cheval sans fatigue ; ses règles sont moins abondantes, sans cependant être tout à fait normales, et après avoir pris vingt-cinq bains dans l'espace de trente-quatre jours avec douches et injections, Mme... part très satisfaite de son traitement. Nous avons appris depuis cette époque que sa santé était très-notablement améliorée sans être encore forte, et que Mme... pouvait vivre de la vie sociale, ce qui était impossible auparavant. L'écoulement menstruel s'est maintenu dans des limites supportables.

Daus cette observation nous trouvons une innervation prédominante avec un état de faiblesse radicale provoquée par des fatigues et entretenue par des déperditions considérables, dues à une congestion passive, à une circulation inégalement répartie. La médication tonique, stimulante, a agi sur cette disposition des grands appareils, en même temps que les applications locales ont fortifié l'organe. Il faut noter la prédisposition héréditaire aux congestions du petit bassin.

3e OBSERVATION.

Ménorrhagie. — Grande surimpressionnabilité.

Mme ..., âgée de trente-six ans, d'une taille moyenne,

cheveux blonds, teint pâle, constitution faible, tempérament lymphatique nerveux, est issue d'une famille à prédominance très-lymphatique, mais sans phénomènes saillants. Son enfance a présenté des affections éruptives, rougeole et fièvre scarlatine, et à la suite une succession d'angines qui ont laissé une tendance à la récidive, avec granulation en grappe sur toute la partie postérieure du pharynx. Vers quinze ans et demi apparition des règles, qui, pendant quelques mois, ont de la peine à s'établir régulièrement. Vers vingt ans état semi-chlorotique qui diminue, puis reparaît malgré une médication tonique et ferrugineuse.

Enfin, mariage à vingt-quatre ans : trois couches dans l'espace de cinq ans, suivies d'une grande fatigue. — Les voyages, les bains de mer, les distractions ramènent les forces, bien que l'amaigrissement persiste : depuis cette époque, l'innervation a pris une grande prééminence en proportion de l'état de faiblesse. La menstruation est devenue irrégulière, avançant le plus souvent de quelques jours, et augmentant d'abondance ; le sang est plus rouge que ne le ferait supposer l'état de Mme ..., mais liquide. Ces espèces de ménorrhagies ayant attiré l'attention par la débilitation générale qu'elles entraînaient et les sympathies gastriques, on a eu recours aux astringents, puis à la cautérisation avec le nitrate d'argent de la cavité utérine même, mais sans grand résultat. L'abondance de l'écoulement, qui avait paru diminuer les trois mois suivants, a reparu, et on a conseillé à Mme ... les bains de Saint-Sauveur en 1857. On n'a rien trouvé à l'utérus.

A son arrivée, Mme ... présente l'aspect des personnes qui ont subi des déperditions sanguines considérables : le facies est décoloré ; cependant les forces se maintiennent dans une certaine limite ; l'expansion artérielle est assez large, sans résistance ; on n'entend pas de souffle carotidien ; les digestions se font facilement ; l'appétit persiste ; mais les tiraillements d'estomac sont incessants ; le sommeil est agité ; l'impressionnabilité considérable et toujours croissante ; les entrailles normales ; les urines, abondantes et limpides, n'offrent rien de particulier. — L'examen de l'utérus ayant été fait plusieurs fois et sans résultat, Mme ... désire ne pas s'y soumettre.

Le traitement consiste en bains à 33° centigr. de demi-heure, suivis de frictions sur tout le corps avec de la teinture de quinquina ; en douches de trois, puis dix minutes, tous les jours, le soir, et une injection de la même durée dans le bain ; un verre, puis deux par jours. Les règles ont paru au vingtième jour, en retard de huit jours, un peu moins abondantes. Après un séjour de six semaines, Mme ... quitte Saint-Sauveur ayant pris trente-deux bains et vingt-cinq douches. On remarquait peu de changement dans l'état général ; le sommeil était plus tranquille.

Revenue l'année suivante, Mme ... nous dit qu'elle a ressenti, pendant l'hiver, une notable amélioration qui l'a engagée à recommencer le traitement thermal. En effet, les règles arrivent à peu près à époques fixes, sans caractère ménorrhagique proprement dit ; la surimpressionnabilité nerveuse, quoique grande, est moindre.

Mme ... suit le même traitement que l'année précédente, mais borne son séjour à quatre semaines. Elle part dans de bonnes conditions qui font espérer la guérison.

Mme ... sans avoir jamais été très-forte, se portait assez bien, quand des couches répétées, des fatigues, amenèrent de la débilitation, une prédominance nerveuse morbide. Dès ce moment, l'équilibre est rompu : un afflux commence à se faire du côté de l'utérus ; il se reproduit tous les

mois, sans lésion matérielle de l'organe. On ne saurait
voir là qu'un jeu de l'innervation qui congestionne tel ou
tel organe. Le sang conserve cependant une coloration
satisfaisante. L'usage des eaux de Saint-Sauveur a eu pour
résultat de régulariser l'innervation, ainsi que la circulation, de répartir plus également l'action de ces deux
fonctions, et d'éviter ces afflux passagers vers le petit
bassin. Elles ont réussi alors que les autres médications
avaient échoué.

CHAPITRE VI.

INFLAMMATION CHRONIQUE.

Si cette congestion est portée trop loin, il peut en ré-
sulter un véritable état inflammatoire aigu, dont nous
ne voulons pas parler ici.

Ces états congestifs, par leur permanence, en augmentant la vitalité de l'organe, peuvent devenir le point de
départ d'un développement de l'utérus simplement hypertrophique, c'est-à dire dans lequel les éléments étant
toujours les mêmes, ont seulement acquis un volume plus
considérable sans altération cependant de tissus.

L'inflammation chronique de l'utérus peut succéder à
une inflammation aiguë, à une série de congestions, ou se
développer sans qu'on puisse lui assigner une cause précise. On doit rechercher, parmi celles que nous avons
énumérées plus haut, celle qui paraît la plus probable,
pour l'enrayer si faire se peut : le plus souvent l'étio-
logie est difficile.

Les deux portions de l'utérus, connues sous le nom
de col et de corps, bien que ne constituant qu'un seul
organe, présentent cependant, par des modifications
de texture, des considérations à noter dans les phénomènes de l'état inflammatoire chronique. Ainsi elles

peuvent être isolément ou simultanément affectées; même une portion de l'une d'elles peut être modifiée dans sa texture sans que le reste de l'organe le soit : ainsi des ramollissements partiels du corps ou du col, ou d'une portion du col ou du corps; un état catarrhal de la muqueuse du col ou de toute la muqueuse utérine; des granulations, des ulcérations au voisinage de l'orifice externe du col.

L'inflammation chronique se présente sous deux formes : l'induration et le ramollissement. Dans l'induration, le plus généralement il y a augmentation de volume, de consistance, de densité plus ou moins limitée due à une infiltration de substance séro-fibrineuse dont le sérum est résorbé et ne laisse plus que la partie fibrineuse; le toucher éprouve une résistance assez grande en soulevant l'organe, qui souvent a perdu de sa mobilité, et développe une sensibilité plus ou moins vive, quelquefois très-vive ; on peut sentir l'utérus faisant saillie au-dessus du pubis, et le spéculum montre un col plus gros, de couleur plus foncée ou recouvert de granulations ou saillies, des follicules rouges, et même des papilles, d'un rouge vif parfaitement tranché, ou offrant des excoriations de la membrane muqueuse, des ulcérations même, de profondeur variable, qui paraissent pénétrer dans l'orifice, mais qui ne tardent pas à s'arrêter, ainsi que l'a prouvé l'observation. Le tissu ne cède pas à la pression ; de l'orifice peut suinter un liquide qui a les caractères que nous lui avons assignés, et qui dénote la participation de la membrane muqueuse à l'état morbide du tissu propre de l'organe. Dans le ramollissement, au contraire, la consistance du tissu est amoindrie à tel point que, si ce ramollissement existe au niveau de la jonction du col avec le corps, il produit une flexion de ces deux portions l'une sur l'autre, par le peu de résistance que l'utérus présente à ce point. Cette diminution de consistance offre une crépitation véritable sous le doigt ; plus tard, le tissu a l'aspect d'une masse homogène pultacée, violacée, noirâtre ; cela tient à la disjonction des mailles du tissu normal et à une exsudation interstitielle séro-sanguinolente. Le col est d'une grande mollesse, se laisse déprimer et peut présenter les lésions spéciales dont nous avons parlé, telles que ulcérations, etc. Cet état du col a reçu le nom d'état fongueux, sans qu'on puisse reconnaître à cette dénomination le sens qu'on y attache ordinairement, c'est-à-dire la végétation.

Ces différents états peuvent coïncider avec des déplacements, des versions, des flexions, dont nous avons expliqué la cause ; des abaissements et des ulcérations plus ou moins profondes être la conséquence de ces déplacements par le séjour de la partie externe du col dans les mucosités qui s'en échappent, par l'immersion de ce tissu dans ces mucosités.

Quelquefois il y a coexistence d'inflammation de la membrane interne de l'utérus; de proche en proche, cette inflammation se communique à la muqueuse vaginale jusqu'au voisinage de la vulve, et apporte la complication d'une vaginité assez intense, même avec flux muqueux. Nous aurons occasion d'en reparler plus loin.

Le flux menstruel éprouve des variations : tantôt normal, tantôt exagéré ou diminué, et même supprimé ; le plus souvent s'accompagnant de douleurs assez vives et d'une recrudescence de l'état inflammatoire. Il est des cas où il se montre sous forme ménorrhagique, et se renouvelle plus fréquemment qu'il ne le devrait : tous les quinze et vingt jours; d'autres fois même l'écoulement persiste dans l'intervalle, mais à un faible degré.

Phénomènes.

Les signes par lesquels se traduit la phlogose chronique ont une grande analogie avec ceux que présente une congestion lente, mais les résultats anatomiques sont essentiellement différents. Ainsi, tandis que dans la congestion simple, on ne trouve que la turgescence, l'engorgement des vaisseaux, dans l'état inflammatoire il y a un véritable épanchement de fibrine qui s'organise interstitiellement et qui produit l'augmentation de volume. La muqueuse elle-même s'épaissit par la persistance de cet état; au niveau du col, les follicules s'engorgent, font saillie, la muqueuse s'érode, et il se produit ainsi des ulcérations véritables.

Souvent l'inflammation est commune à l'utérus et à l'un ou l'autre ovaire, le gauche principalement, soit que le point de départ existe dans l'ovaire ou dans l'utérus lui-même. Les signes qui font reconnaître cette complication se tirent de l'examen de la région ovarienne, par le toucher hypogastrique et vaginal. Le premier ne fournit des indications que lorsque l'ovaire a pris un développement assez notable; cependant la douleur, par la pression, se trahit assez souvent. Mais si, par le toucher vaginal, on remonte le long du col, au lieu de rencontrer une surface souple et cédant à la pression, on sent une rénittence marquée, quelquefois descendant assez bas, ne cédant pas à la pression, très-douloureuse, paraissant même se continuer avec le corps utérin. La trompe et le ligament large peuvent prendre part à cette affection et donner lieu alors à ces tumeurs péri-utérines bornées à un seul côté, ou affectant les deux côtés simultanément. On voit dès lors de quelle importance est le toucher vaginal, et avec quel soin il faut le pratiquer. Le toucher rectal viendra encore éclairer le diagnostic, en le dégageant des erreurs dans lesquelles pourrait faire tomber un état de l'intestin ou du tissu cellulaire du petit bassin.

Symptômes.

Si nous recherchons les phénomènes par lesquels se traduit l'inflammation chronique de l'utérus, nous les trouvons plus ou moins complexes suivant l'étendue de la lésion, mais toujours liés cependant à l'innervation idiosyncrasique. Ces phénomènes ne sont autres que ceux que nous avons décrits en général, locaux, quelquefois très-intenses, et peu en rapport avec l'étendue ou l'intensité de l'affection, et généraux ou sympathiques ou symptomatiques : tiraillements depuis la tête, le cou, etc., malaises épigastriques, rapports, tympanite, palpitations, dyspnée, état nerveux, crises hystéralgiques, en un mot tout le cortége réactionnel. Comme phénomènes locaux, les douleurs, les tiraillements vers les reins, les cuisses, la lourdeur, la douleur hypogastrique, vaginale et même vulvaire, surtout vulvaire chez quelques femmes qui n'éprouvent pas d'autre signe douloureux.

Cet état ne cesse pas sans le secours de l'art ou une hygiène longtemps prolongée. Souvent l'époque menstruelle est la cause d'un nouveau raptus, de nouveaux phénomènes, qui loin d'être amendés par l'écoulement, n'en éprouvent qu'un surcroît d'aggravation. Il en est de même des émotions vives qui retentissent vers ces organes et donnent lieu à de nouvelles congestions. Quels sont donc les moyens qu'il faut mettre en usage pour combattre ces inflammations partielles ou générales de l'organe ?

Nous avons, dès le début de ce travail, parlé de la fréquence des affections utérines coïncidant avec l'existence d'une diathèse. Une cause traumatique quelconque, telle que l'accouchement, l'avortement, des chutes, des excès, etc., a agi sur cet organe ; un état inflammatoire s'y est même spontanément développé. Ces inflammations tendent à disparaître peu à peu, dans un espace de temps plus ou moins long, et sous l'influence d'une médication rationnelle ; mais qu'il existe une diathèse, ou un état constitutionnel acquis, l'utérus devient le support de ce stimulus diathésique, dont nous ne connaissons que les manifestations, sans en pénétrer le principe. Dès lors la maladie prend élection de domicile, à moins qu'un autre organe n'offre au principe diathésique un lieu plus favorable pour se manifester et se développer. La coïncidence qui existe entre les affections utérines et les principales diathèses, entre les manifestations scrofuleuses, herpétiques, tuberculeuses, rhumatismales, le point de contact entre les tubercules, les granulations pharyngiennes, etc., et les lésions de l'utérus, n'est-elle pas évidente, soit qu'on admette l'action diathésique comme point de départ de l'affection locale, soit qu'on ne la reconnaisse que comme complication, mais exerçant une action puissante ? En effet, la tuberculisation est on ne peut plus fréquente comme coexistant avec des lésions utérines, et la liaison qui les rattache à cette diathèse est d'autant plus évidente que ces deux états marchent toujours en sens inverse, et que souvent même il faut éviter de guérir trop radicalement l'utérus, si l'on ne veut s'exposer à une explosion pulmonaire. N'en peut-on pas dire autant des écoulements leucorrhéiques et de certaines manifestations cutanées, l'eczéma, par exemple, qui se succèdent, se remplacent par des métastases franches? Les migraines, les névropathies dépendant d'une cause arthritique, quoique exerçant une grande influence sur la marche des états de l'utérus, se relient plutôt aux névralgies de cet organe qu'aux lésions matérielles.

Une fois déclarée, la phlogose chronique de l'utérus ne tend pas spontanément à la guérison ; sa nature tenace, réfractaire, ne peut être enrayée que par des moyens thérapeutiques ou tout au moins hygiéniques. Livrée à elle-même, elle persiste, quelquefois stationnaire, plus souvent suivant une marche progressive, et, par l'accroissement des phénomènes morbides ou l'apparition de nouveaux symptômes, rend la vie insupportable aux malheureuses femmes qui en sont affectées. Il faut donc que l'art intervienne ou par ses conseils ou par une thérapeutique entière.

Traitement.

Le traitement est la pierre de touche de ces formes que revêt l'affection utérine ; on devra donc, pour le formuler, s'attacher à toutes les indications héréditaires ou acquises, ne négliger aucune des manifestations précédentes ; tâcher, en un mot, de reconnaître la diathèse pour la poursuivre, la combattre, en même temps qu'on agira sur l'état local par les moyens appropriés. Les applications locales sont assez simples : des émollients, quand il reste encore de l'acuité ou pendant les recrudescences, même des antiphlogistiques ; quelques substitutifs pour modifier la vitalité des tissus ; des applications fraîches,

même froides; au besoin des cautérisations (1), soit
comme modificateur de l'état organique, soit comme ci-
catrisant; des révulsifs et dérivatifs, même des toniques,
des astringents.

Mais comme médication générale presque toujours nécessaire, on choisira celle qui s'adapte le plus à l'état
diathésique général ou à la prédisposition constitutionnelle acquise. Les moyens seront donc pris parmi ceux
que l'on recommande dans la scrofule, dans l'herpès,
l'arthritis, qui comprend la goutte aussi bien que le rhumatisme; ou bien parmi les toniques fixes, les antinévralgiques, etc. Les eaux sulfureuses, que l'on emploie
généralement en dernier ressort, devraient être préférées
dès le début de la période chronique, pour remonter l'organisme, toujours profondément débilité, et souvent dans
un état anémique ou chloro-anémique, par la persistance
d'une affection qui provoque de si nombreuses et si importantes sympathies.

Mais le choix de ces eaux est loin d'être indifférent :
s'il en est qui pourraient outrepasser le but en provoquant
une surexcitation trop forte, il en est une au contraire
qui, par ses propriétés spéciales, doit être employée et
comme agent général et comme topique, en injections
jusque sur le col, sans que l'on ait à redouter des phénomènes de surstimulation. Nous voulons parler de l'eau

_____

(1) Ces cautérisations, comme on le sait, se font avec le nitrate
d'argent, le nitrate acide de mercure ou le cautère actuel; c'est d'a-
près les conditions morbides qu'on se détermine dans le choix du
caustique. S'il faut modifier profondément le tissu, le dernier de ces
moyens doit être préféré ; la pierre infernale et le nitrate acide de
mercure conviennent dans les cas d'ulcération superficielle exigeant
un moyen plus ou moins actif. Le nitrate d'argent peut être employé
liquide ou solide. — On a quelquefois recours à une solution de tannin concentré comme escarrotique; ce moyen est très-utile.

de Saint-Sauveur, qui aura pour résultat dans ces cas de modifier la vitalité de l'utérus, de l'élever, de l'abaisser, et d'amener consécutivement la résolution de l'état phlogosique. C'est, ainsi que nous l'avons déjà dit, à l'abondance des éléments azotés, à la sulfuration, à la température, que cette eau doit ses avantages. Par les exemples que nous allons rapporter, on verra tous les avantages de cette médication dans le traitement de ces affections.

Malheureusement, il faut l'avouer, les malades ne viennent que trop tard chercher dans nos thermes une guérison qu'ils demandent en vain depuis longtemps. Fatigués par de longues souffrances et souvent par d'inutiles remèdes, ils n'offrent souvent qu'un organisme réfractaire aux moyens thérapeutiques. De là la lenteur du traitement, la nécessité du retour, si l'on veut en arriver à une solution.

4e OBSERVATION.

Métrite chronique. — Leucorrhée. — Crises hystéralgiques. — Grossesse.

Mme ..., âgée de vingt-sept ans, d'une constitution résistante, d'un tempérament nerveux, à fibre sèche, ne présente, à considérer du côté des ascendants, qu'un état hystériforme de sa mère. Elle jouit elle-même d'une bonne santé, et n'a rien présenté de particulier dans son enfance ni avant son mariage, qui a eu lieu vers dix-huit ans. Les règles étaient abondantes et quelquefois irrégulières. Trois fausses couches à peu de distance sont venues fatiguer considérablement Mme ... dont l'impressionnabilité est por-

tée à un très-haut degré. La première de ces fausses couches,
à cinq mois, a été provoquée par une chute de cheval ; la
deuxième, moins avancée et méconnue, par une peur ; et
la troisième, vers 1851, par une fatigue ; elle a été suivie
d'une perte.

Après la deuxième fausse couche, apparition de douleurs de reins et de bas-ventre, avec sensation d'élance-
ments aigus, qui paraissent céder aux injections stupéfiantes. Les voyages les raniment ; nouvelles injections et
bains. En même temps, légère dyspnée, qui s'accroît
peu à peu. Depuis cette époque, les règles, d'un sang
pâle, ont diminué peu à peu d'abondance, sont précédées
et suivies de douleurs ; dans l'intervalle, il existe un écoulement leucorrhéique blanc, peu considérable il est vrai.
Les bains de mer, il y a un an, n'ont pas produit un grand
changement.

Mme ... est dirigée sur Saint-Sauveur au mois de juin
1857. A son arrivée, nous constatons l'état suivant :
douleurs hypogastriques avec sensation de tiraillements
lombaires ; fatigue et faiblesse d'estomac ; digestions
lentes, difficiles, s'accompagnant d'état gazeux, de suffocation et de gonflement épigastriques que les oranges
seules enrayent, et souvent de malaises hystériformes,
strangulation, etc.; bon appétit du reste ; constipation;
décubitus dorsal difficile, ranimant les étouffements ;
sommeil bon, quelques insomnies cependant ; marche
assez difficile.

Léger emphysème pulmonaire vers le sommet gauche ;
sensibilité et étroitesse vaginale extrême ; rougeur de
la muqueuse, chaleur ; col développé, un peu ramolli,
tomenteux, avec légère excoriation au pourtour de l'orifice ; la coloration est plus prononcée ; il est dévié à
droite et en arrière. Le corps est volumineux, sensible,

dévié à gauche et en avant; écoulement d'un liquide d'un blanc jaunâtre peu abondant.

Mme ... est d'une impressionnabilité qui ne permet que rarement la tolérance des médicaments.

Vers le 20 juin on commence le traitement : bains d'un quart d'heure à vingt minutes, à 33°. Quelques jours après, injections de trois, quatre, cinq minutes avec un irrigateur, pendant le bain. Après peu de jours de traitement, Mme ... ayant prolongé outre mesure l'injection, est prise de phénomènes congestifs vers l'utérus, qu'enrayent promptement quelques bains émollients. Elle reprend, après huit jours de repos, l'usage des bains. Les premiers jours d'août, les malaises lombaires et gastralgiques, qui avaient diminué , sont rappelés par une trop longue course à cheval. Enfin , le 14 août , après deux mois de séjour, Mme ... quitte Saint-Sauveur, ayant pris vingt-cinq bains et treize injections portées jusqu'à dix minutes.

Les deux mois qui suivent ne permettent pas de constater du mieux. Cependant l'hiver se passe dans de bien meilleures conditions; les digestions sont plus faciles, ne provoquent pas autant de dyspnée, et Mme ... se décide à revenir le 1er juillet à Saint-Sauveur.

Nous retrouvons à peu près les mêmes phénomènes constatés plus haut, cependant avec une notable modification du côté de l'utérus; l'augmentation de volume qui existait a diminué, ainsi que la leucorrhée et les douleurs lombaires; la marche est plus facile. Les phénomènes hystériformes persistent. Mme ... recommence l'usage des bains à 33° pendant une demi-heure, et celui des douches ascendantes vaginales pendant huit, cinq et dix minutes. Par suite de causes ne dépendant que de sa volonté, elle n'a pris, du 1er au 25 juillet, que quatorze bains et dix-sept douches, a bu un verre d'eau de la source. Au

départ, la dyspnée persiste, ainsi que le gonflement épigastrique après les repas, mais l'état de l'utérus s'est
amélioré notablement, l'écoulement a cessé, ainsi que
les douleurs lombaires, et l'utérus paraît revenu à peu
près à son état normal.

Pendant cinq ans, tourmentée du désir d'avoir un enfant, Mme ... a cherché, par divers traitements, par des
bains, par des voyages, à diminuer la mobilité nerveuse et
à modifier l'état de l'utérus, afin de rendre une grossesse
facile. Cependant les malaises n'ont fait que prendre une
intensité plus grande ; l'inflammation chronique du col et
du corps de l'organe, avec sensibilité vive de ces parties,
se reliait à un état hystériforme héréditaire. Le traitement
a été assez minutieux, entravé par des phénomènes de
congestion, par des crises névropathiques, qui nécessi-
taient des arrêts. Les bains frais et de simples injections
sont employées la première année, et paraissent avoir
amélioré notablement la position de Mme ..., quand
une imprudence vient rappeler les malaises. L'année suivante, déjà habituée par une première expérience,
Mme ... supporte facilement l'eau sulfureuse, les bains
prolongés, les douches plus fortes ; les boissons même
ne provoquent l'apparition d'aucun phénomène, et après
une saison, bien courte cependant, Mme ... quitte nos
eaux, et peu de temps après voit combler ses désirs par
les premiers symptômes d'une grossesse.

Elle est accouchée à terme, et aujourd'hui se porte
bien, malgré son impressionnabilité innée et sa mobilité nerveuse.

5ᵉ OBSERVATION.

Métrite chronique. — Ovarite. — Ménorrhagie.

Mᵐᵉ ..., âgée de trente-quatre ans, taille ordinaire, embonpoint, constitution moyenne, tempérament très-lymphatique, ne présente rien à considérer du côté des ascendants; elle s'est toujours bien portée, dit-elle; bonne menstruation. Mariée à vingt ans, elle a eu six couches, toutes faciles, avec grossesses heureuses. Après les deux dernières, des accidents de métro-péritonite violente se sont manifestés et ont cédé assez facilement.

Il y a cinq ans, Mᵐᵉ ... a ressenti pour la première fois des douleurs vers l'hypogastre, l'ovaire gauche et jusque dans le vagin, s'étendant dans la région lombaire et remontant jusque vers l'hypocondre gauche : en même temps migraines assez fréquentes avec dyspepsie, marche difficile. On a essayé les bains de Luchon sans succès, puis les applications émollientes; enfin, les bains de mer, qui ont réussi la première année et ont augmenté les malaises l'année suivante.

On dirige Mᵐᵉ ... à Saint-Sauveur. L'état est à peu près celui que nous avons exposé : les malaises lombaires, iliaques, hypogastriques, persistent, s'irradiant jusqu'à l'hypocondre. Depuis quelques mois, les règles sont de véritables ménorrhagies très-débilitantes (sang riche), précédées de l'exaspération des douleurs. L'examen local fait reconnaître une vive sensibilité dans la fosse iliaque gauche et vers l'hypogastre, quand on palpe même légèrement. Le corps de l'utérus est appuyé sur la vessie, et

le col profondément en arrière sur le rectum, sans augmentation notable de volume. Le col est légèrement ramolli, tomenteux : en remontant à gauche, le long du
col, on sent une résistance très-appréciable avec vive sensibilité, qui paraît tenir à une lésion ovarique. Le spéculum ne donne aucun renseignement. Le vagin est humide sans chaleur. Pas de leucorrhée.

Mme ... prend tous les jours un bain d'une demi-heure
à 33°. Peu après l'arrivée, exacerbation des malaises avec
ménorrhagie abondante. Le traitement est repris et nous
joignons l'usage des injections de deux à six minutes, légères pendant le bain ; dans le cas de douleurs ovariques,
cataplasme sur le côté douloureux. Le traitement a été
suivi régulièrement avec des intervalles de repos nécessaire pour éviter les exacerbations, et Mme ... a pu ainsi
prendre vingt-huit bains et dix-sept injections dans l'espace de quarante-cinq jours.

Au départ, l'amélioration était notable ; les règles revenues moins abondantes, plus normales, moins doulou-
reuses, la sensibilité iliaque diminuée ainsi que les irradiations ; la marche sensiblement plus facile. Pas de
changement au toucher ; bon état général, plus de pertes.
Cependant il existe encore de la rénittence à la partie latérale gauche de l'utérus, dans la région ovarique, quoique moindre qu'à l'arrivée. Mme ... aurait dû revenir
la saison suivante ; nous n'en avons pas eu de nouvelles.

Cette observation nous présente à considérer une hémorrhagie mensuelle abondante coïncidant avec un engorgement de l'utérus et de l'ovaire gauche chez une
personne lymphatique, cependant très-impressionnable à
la médication stimulante. L'état ovarique, ordinairement
persistant et réfractaire, ne pouvait céder sous l'influence
de moyens si peu prolongés.

6e OBSERVATION

Métrite intense chronique. — Prédisposition scrofuleuse héréditaire.

Mme..., âgée de vingt-cinq ans, d'une petite taille, de peu d'embonpoint, de constitution moyenne, à tempérament très-lymphatique, compte dans sa famille des états tuberculeux. Sa santé, sans avoir jamais été très-brillante, n'a cependant rien présenté de particulier. La menstruation s'est établie régulièrement et a persisté ainsi depuis lors.

Elle s'est mariée depuis trois ans et n'a jamais eu de grossesse. Peu après elle a éprouvé de violents malaises d'estomac avec dyspepsie et inappétence. Depuis deux ans douleurs dans la fosse iliaque droite, s'irradiant dans l'aine et sur les cuisses; des sangsues l'ont diminuée. Cet état a persisté avec les fatigues gastralgiques. On a examiné, il y a trois mois à peu près, les organes génitaux, et la malade ne sait pas préciser les lésions que l'on a trouvées; on a prescrit des injections de feuilles de noyer, puis de guimauve, sans grande amélioration. Enfin, vers le mois d'août on expédie Mme... à Saint-Sauveur en 1857.

A son arrivée, nous trouvons l'état suivant : quelques céphalalgies avec tiraillements des muscles du dos et de la poitrine. La dyspepsie a beaucoup diminué, bien que cependant Mme... ressente encore de la lourdeur et de la pesanteur après le repas : l'appétit est moyen. La marche est très-difficile, la station debout impossible; douleur hypogastrique et iliaque droite, avec épanouissement dans l'aine et la cuisse du même côté. On sent au-dessus du pubis un corps arrondi très-sensible et dou-loureux, même sans pression, corps qui n'est autre que l'utérus augmenté de volume. Le corps de l'utérus est incliné en avant, le col assez profondément en arrière, gros, tomenteux, d'un rouge plus foncé, surtout au niveau de l'orifice, qui est entr'ouvert, avec légère exfoliation de la muqueuse. Quelques mucosités vaginales, sans leucor-rhée appréciable. Rien du côté des ovaires.

Cet état inflammatoire chronique du corps et du col de l'utérus est combattu par les bains de Saint-Sauveur à 33°,50 pendant une demi-heure, puis trois quarts d'heure, par des injections tous les jours de deux à cinq minutes ; après la sixième on passe aux douches ascen-dantes. Immédiatement après l'injection, qui se fait le soir avant le coucher, grand cataplasme sur l'hypogastre pour la nuit.

Un état saburral s'étant déclaré au huitième jour, léger purgatif qui le fait cesser et ramène l'appétit.

La saillie hypogastrique diminue sensiblement pendant le traitement, qui est facilement supporté : les règles se montrent à époque fixe, et après avoir pris vingt et un bains et seize douches Mme ... part dans les conditions suivantes :

Le globe utérin ne fait plus saillie et la pression ne développe de la douleur que si elle est profonde. Le col est aussi moins gros, mais toujours d'une coloration un peu plus foncée, avec les mêmes exfoliations. L'appétit est meilleur, les tiraillements moindres, ainsi que la douleur iliaque et fémorale, la marche beaucoup plus facile. J'ai engagé Mme ... à continuer un petit traitement pendant l'hi-ver et à revenir l'année suivante pour amener la guérison, probable par la grande amélioration qu'elle avait obtenue.

Je ne l'ai plus revue et n'ai aucun renseignement sur sa santé ultérieure.

Des antécédents héréditaires de tuberculisation, un tempérament lymphatique prononcé, une enfance et une jeunesse très-délicates, tels sont les points à noter dans la santé de Mme ... Un malaise utérin apparaît sans cause appréciable, augmente chaque jour, et deux ans après seulement, l'examen auquel on se livre pour la première fois fait reconnaître une inflammation de l'utérus avec énorme augmentation de volume, s'accompagnant de phénomènes sympathiques. Cet état, entretenu par la faiblesse de la constitution et le tempérament, est amendé d'une manière très-notable par nos eaux, et nul doute qu'une guérison complète n'en eût été le résultat si Mme ... était revenue faire une seconde cure.

7e OBSERVATION.

Métrite chronique. — Abaissement. — Leucorrhée.

Mme ... est âgée de vingt et un ans, d'une petite taille, avec assez d'embonpoint ; sa constitution est faible, son tempérament nerveux et lymphatique. La santé des parents ne présente rien de spécial à noter ; elle-même n'a jamais été malade. L'époque menstruelle est survenue naturellement et s'est continuée avec une grande régularité. Plus tard, chlorose.

Mariée vers dix-sept ans, une grossesse ne s'est pas fait attendre, facile dès le début ; mais à partir du troisième mois une scarlatine s'étant déclarée, les malaises ont commencé et ont persisté jusqu'à l'accouchement, qui, du reste, a été très naturel et suivi d'un prompt rétablissement. Cependant, peu après, quelques fatigues de bas-ventre n'ont pas tardé à se manifester, quelques douleurs de reins avec des malaises d'estomac, puis des tendances aux vomissements. Peu à peu la marche et la position debout sont devenues difficiles, avec aggravation des douleurs lombaires et des lourdeurs du petit bassin, s'accompagnant de leucorrhée, puis envies plus fréquentes d'uriner, constipation, sensation de chaleur vers ces parties et accès fébriles à plusieurs reprises. Les bains de mer, pris il y a un an, paraissent avoir eu un bon résultat puisqu'ils ont fait cesser la tendance fébrile.

On a reconnu un léger abaissement avec congestion de l'utérus. L'introduction de sachets émollients dans le vagin a amené une grande amélioration, a rendu la marche plus facile et diminué les douleurs. L'examen actuel m'a fait constater une grande laxité des parois vaginales; à un pouce et demi tout au plus on sent le col de l'utérus collé contre la vessie, l'orifice légèrement entr'ouvert, lisse; ce col est augmenté de volume, très-mobile, plutôt trop mobile, ainsi que le corps de l'organe incliné en arrière sur le rectum, même avec légère flexion sur le col; le vagin est plus chaud que d'habitude, baigné de mucosités blanc-jaunâtre; dans la position debout, le col est plus en arrière et l'utérus paraît se redresser. Rien au spéculum.

Les autres fonctions sont intactes.

C'est dans ces conditions que Mme... se rend à Saint-Sauveur. Elle est mise à l'usage de bains quotidiens, à 33,50 c. pendant une demi-heure à trois quarts d'heure, de douches le matin, et d'injections le soir de cinq à dix minutes.

Après y avoir passé trente jours, pendant lesquels Mme..

a pris trente bains, vingt-sept douches, quinze injections
le soir, sans avoir été arrêtée par un malaise, Mme..., au
départ, se trouve dans un état satisfaisant; ses forces sont
bien revenues; la marche est très-facile et ne donne plus
lieu aux douleurs lombaires; le teint est excellent; la
leucorrhée a cédé complétement; cependant il existe encore de l'abaissement quoique moins prononcé, du
déplacement et de la laxité du vagin, qui doit avoir été
entretenue par l'introduction des sachets émollients.

8e OBSERVATION.

Légère inflammation chronique du col. — Névralgie
utérine, puis faciale.

Mme ..., âgée de vingt-huit ans, grande, bien propor-
tionnée, d'une constitution résistante et d'un tempérament éminemment nerveux, est issue de parents dont la
santé ne présente aucune remarque. Elle-même s'est
toujours bien portée, nous dit-elle, a été réglée de bonne
heure, et depuis l'a toujours été très-naturellement.

A la suite d'un premier mariage, elle est devenue
grosse, il y a sept ans, et a fait une fausse couche sans
cause appréciable. Depuis ce moment, malaises, douleurs
vers les lombes et l'hypogastre, dans les aines, se prolongeant sur les cuisses; quelques pesanteurs sur le siége;
difficulté de la marche et surtout impossibilité de se tenir
debout en place. A ces phénomènes se sont joints de la
dyspepsie et des tiraillements généraux.

Depuis, Mme ... ayant perdu son premier mari, s'est re-
mariée, et n'a pas eu de traces de grossesse. Les bains

de Luchon ont été essayés et n'ont amené qu'une surexcitation générale. Puis Saint-Sauveur a été conseillé il y a
déjà quatre ans. Mme ... en a retiré de bons résultats.
Enfin, il y a un an on a tenté l'usage des bains de mer,
qui ont provoqué un état d'irritation locale et générale
qui s'est prolongé une partie de l'hiver, et qui n'a cédé
que sous l'influence de moyens émollients et calmants.
Mme .. revient pour la seconde fois à Saint-Sauveur en
juillet 1857.

A son arrivée, nous constatons la présence des phénomènes exposés ci-dessus : prédisposition névropathique,
pâleur du visage, marche toujours très-difficile.

L'examen local montre une sensibilité du col sans déplacement, une légère augmentation de volume de tout
l'organe; l'orifice externe est entr'ouvert et laisse échapper un mucus transparent et filant.

Mme ... est mise à l'usage de bains à 33° pendant vingt à
trente-cinq minutes, avec irrigations vaginales pendant le
bain, de trois à cinq minutes d'une eau à la température du
bain. Le traitement est bien supporté ; mais ayant voulu
prendre une douche ascendante à 34,50 et ayant ressenti
un peu de chaleur, Mme ... éprouve de la sensibilité, de
la chaleur vaginale, de la douleur hypogastrique très-vive
et l'impossibilité de marcher. Néanmoins elle continue
pendant deux jours ses bains malgré l'augmentation
des malaises. Le repos, deux bains émollients, des injections émollientes, deux lavements frais tous les soirs
ramènent le calme. Cinq jours après, elle peut reprendre
ses bains, puis ses injections avec précaution, sans
obstacle; et après vingt-quatre bains et seize douches
en quarante jours, elle quitta Saint-Sauveur dans l'état
suivant :

Notable diminution des douleurs lombaires et hypogastriques, marche et digestion plus faciles, moindre sensibilité du col, diminution dans le volume de l'utérus.

L'hiver se passe dans de bonnes conditions : vers la fin de mai il survient une névralgie faciale aasez vive et tenace.

Retour à Saint-Sauveur vers le commencement de juillet. Mme ... se dit à peu près bien ; la marche est facile, les douleurs nulles ; le traitement est le même que l'année précédente et réussissait parfaitement, quand une injection extrêmement prolongée par le fait de la volonté de Mme ... rappelle des fatigues et des malaises hypogastriques. Les cataplasmes, les injections émollientes, les lavements frais font promptement cesser ces phénomènes, et Mme ... quitte Saint-Sauveur, après un séjour d'un mois, pendant lequel elle a pris vingt-deux bains, dix-sept injections.

Le bien s'est maintenu.

Dans ce cas la douche n'a jamais été supportée, les injections devant être à la température de 33° centig.

Nous avons toujours regardé la vivacité de la douleur, qui n'était pas en rapport avec la lésion matérielle de l'utérus, comme provenant d'un état névralgique, ce qui est justifié par les autres manifestations névralgiques.

On doit noter l'insuccès des bains de Luchon et de mer et les surexcitations qu'ils ont déterminées.

9e OBSERVATION.

Métrite chronique. — Abaissement. — Légère leucorrhée.

Mme ..., cheveux blonds, teint assez coloré, taille ordinaire, sans maigreur, d'une constitution moyenne, d'un

tempérament lymphatique, âgée de vingt-cinq ans, est
née d'un père qui paraît avoir eu quelque affection de la
peau dont il est difficile de préciser la nature ; le côté maternel n'offre que des douleurs rhumatoïdes. Elle-même
a eu dans son enfance de légers engorgements glandulaires au cou, qui se sont dissipés peu à peu par l'usage
d'une médication appropriée. Il y a quelques années, léger
eczéma des oreilles, qui s'est éteint aussi progressivement
par l'habitude d'un cautère à la jambe, et qui coïncidait
avec des douleurs céphaliques. La menstruation s'est établie assez difficilement, puis s'est régularisée, et n'a présenté rien de spécial.

Le mariage a eu lieu à vingt ans (il y a quatre ans) et
a été suivi d'une grossesse. L'accouchement, facile, a eu
pour conséquence immédiate un abaissement prononcé de
l'utérus, que l'on a combattu par des injections astringentes, puis fraîches, avec bains froids ; en même temps,
ceinture hypogastrique ; une nouvelle grossesse fait disparaître l'abaissement, qui ne se reproduit plus. Mme ...
se considère comme guérie.

Mais en portant son enfant elle fait un faux mouvement ;
aussitôt l'abaissement reparaît plus prononcé que la première fois, et à tel point que le museau de tanche apparaît au niveau de la vulve. On applique des pessaires
qui n'ont pas grand résultat ; l'écoulement leucorrhéique
se manifeste, blanc, peu abondant, en même temps que
les douleurs de reins, les fatigues, l'impossibilité de marcher ni de se tenir debout ; tiraillements et malaise d'estomac, bien que les digestions s'accomplissent assez facilement ; les céphalalgies ont cessé depuis l'application de
l'exutoire. Mme ... arrive, en 1856, à Saint-Sauveur pour
faire usage du traitement.

L'examen fait constater les symptômes que nous venons

d'exposer, et qui depuis un an n'ont pas subi de modification. Le toucher fait reconnaître un col très-augmenté
de volume, avec inégalités ; l'orifice est entr'ouvert et se
trouve à un pouce de la vulve. Le col mobile, mais sensible, est en arrière ; la lèvre antérieure molle et allongée ;
le corps incliné en avant, lourd, aussi augmenté de volume
sensible par le toucher comme par le palper hypogastrique ; la coloration est foncée, avec granulations abondantes, d'un rouge vif, qui tranche avec la couleur envi-
ronnante ; du col suinte un liquide blanchâtre, épais comme
du blanc d'œuf. Les régions ovariques ne présentent aucune rénittence.

Le traitement consiste en bains à 33° centig. de quarante minutes, avec injection et douches vaginales de deux
jusqu'à huit minutes, tous les jours, l'une le matin, l'autre
le soir, et boissons sulfureuses un verre à un verre et
demi. Un malaise gastrique survenu vers le quinzième
bain a nécessité un repos léger et un purgatif ; Mme... a pu
continuer et prendre trente-deux bains et vingt-six douches avec le même nombre d'injections, dans l'espace de
trente-huit jours. Au départ la marche était plus facile, les
tiraillements moindres, mais les douleurs lombaires per-
sistaient ; le vagin, plus étroit, avait permis à l'utérus de se
maintenir plus élevé ; la sensibilité de l'organe était moindre ainsi que la leucorrhée. Peu de changement dans
l'état des granulations.

J'engage Mme ... à garder le repos et à s'abstenir de
toute médication pendant deux mois, et à se borner plus
tard aux applications froides. L'hiver se passe mieux ; la
marche est supportée ; les malaises diminuent sans moyens
thérapeutiques, et l'année suivante Mme ... revient à
Saint-Sauveur. La médication est à peu près la même
qu'en 1856, nous ajoutons à l'eau un sirop dépuratif ;

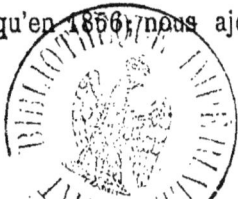

7

vingt-quatre bains, vingt douches, quelques frictions générales sur le corps, dans l'espace de vingt-huit jours,
consolident l'amélioration. Quelques excursions sont supportées, ainsi que des promenades à pied. L'utérus est
encore plus bas qu'il ne devrait l'être, mais l'engorgement
a presque entièrement disparu, ainsi que la sensibilité,
les granulations et la leucorrhée ; il ne reste plus qu'une
rougeur un peu plus vive à l'orifice du col, que l'on sent
à peu près dans sa position normale. — Depuis cette époque, la santé de Mme ... s'étant raffermie, elle n'a pas
voulu revenir à Saint-Sauveur, ce qui eût été peut-être
utile.

Cette observation nous présente une tendance à l'abaissement, avec état inflammatoire ; tendance qui se manifeste après une première couche et plus tard par un
simple effort ; en même temps l'existence d'états diathésique, scrofuleux et rhumatoïde auxquels se rattachent
la céphalalgie et les affections cutanées héréditaires,
qui du reste avaient cédé à l'application d'un exutoire.
Les eaux de Saint-Sauveur ont assez facilement enrayé la
maladie.

CHAPITRE VII.

LEUCORRHÉE.

§ Ier.

Considérations sur les flux des membranes muqueuses.

Avant d'aborder la leucorrhée ou les flueurs blanches, qu'on nous permette quelques considérations sur l'état catarrhal en général, considérations qui trouveront leur application dans le traitement de différentes affections par les eaux minérales. Les flux muqueux proviennent d'un ou de plusieurs états spéciaux de l'organe qui les produit. Les membranes muqueuses, outre l'épithélium, le corps muqueux, renferment dans les mailles cellulaires un nombre considérable de follicules sécréteux qui s'ouvrent à la surface libre de la muqueuse par un conduit. Ce sont ces follicules qui sécrètent le liquide qui lubrifie la muqueuse, liquide dont l'abondance et la couleur varient suivant des dispositions locales ou générales particulières. Prenons un exemple dans les organes sécréteurs, puisque toute opération sécrétoire s'exerce en vertu des

mêmes lois. Une impression morale vive produit les
pleurs ; ce liquide est plus ou moins irritant. Après un
certain temps le flux lacrymal se tarit et tout rentre dans
l'ordre ; peut-on admettre une lésion grave et permanente
de la glande lacrymale dans ce cas ? On est donc obligé
de l'attribuer à une hypersécrétion, c'est-à-dire à une
accélération de la sécrétion sous une influence nerveuse
spéciale. Il en est de même du flux salivaire par la masti-
cation : ici, la présence de l'aliment provoque une stimulation qui se communique de proche en proche jusqu'aux glandes salivaires. La peur agit sur la sécrétion
urinaire, sur l'écoulement vaginal. Un individu rhumatisant voit tout à coup cesser une douleur vague, et est
pris subitement d'un coryza avec sécrétion séro-muqueuse
extrêmement abondante. Cette hypersécrétion ne dure
qu'un instant, sans laisser après la moindre rougeur ni le
plus petit malaise. Nous voyons d'un autre côté la présence
d'une substance irritante au voisinage de l'organe sécréteur provoquer une stimulation qui, se propageant de
proche en proche, se communique jusqu'à la glande elle-
même, l'irrite, l'enflamme et provoque la production d'un
liquide variable de densité, d'abondance et d'éléments
spéciaux. Les organes glandulaires, par le fait de l'innervation spéciale, choisissent dans la circulation qui leur est
propre, les éléments qu'ils doivent s'assimiler ou élimi-
ner, les élaborent, les transforment et les versent, soit
dans l'organisme, soit au dehors de l'organisme. Comme
tous les tissus, tous les organes, ils reçoivent l'impression nerveuse, qui a une énorme influence sur l'accomplissement de leur fonction.

D'après ce qui précède, on voit que les modifications
dans les sécrétions dépendent ou 1° d'un état fonction-
nel qui n'est dû qu'à une innervation spéciale et une cir-

culation plus active ; 2° ou d'un état véritablement matériel de l'organe, d'une modification dans les éléments
qui la composent (1).

Quelles sont les causes de ces modifications sécré-
toires ? Nous en trouvons de plusieurs ordres : 1° les causes
de stimulation directe, les agents physiologiques d'abord,
qui peuvent acquérir une action irritante par le fait de
conditions spéciales, telles qu'un état d'éréthisme ; — les
agents essentiellement irritants appliqués au voisinage
de l'organe ; les malaises spéciaux des organes qui re-

· (1) Si l'on examine ces organes, on trouve dans ce dernier cas, surtout si le flux a persisté un certain temps, une augmentation de
volume de l'organe sécréteur dans tous les sens, sans changement de
densité ni de texture, un appareil vasculaire gorgé de sang, plus
développé par la formation de nouveaux vaisseaux ; les canaux excréteurs remplis du produit de la sécrétion ; leurs parois injectées
par un grand nombre de capillaires qui se ramifient à sa surface. Les
parois membraneuses sont amincies, atrophiées, avec diminution de
densité de l'organe et injection vasculaire ; ou même sont épaissies,
si l'état morbide s'est prolongé.

Mais cette modification peut ne pas se borner aux organes sécréteurs eux-mêmes, surtout quand il s'agit de glandules semés dans
un tissu tel que la membrane muqueuse. Cet état morbide des follicules n'est souvent que la conséquence d'un état spécial des tissus
muqueux mêmes, communiqué par les canaux excréteurs jusqu'au
follicule. Dans ce cas, outre les lésions de l'organe sécréteur, le tissu
muqueux présente à peu près les mêmes altérations de circulation,
de consistance, de densité ; ainsi l'injection est prononcée, même avec
formation de nouveaux capillaires, et épaississement avec ramollissement ou induration, dus au dépôt interstitiel d'une substance séro-
albumineuse ou albumino-fibreuse demi-concrète, qui plus tard s'organise en tissu-fibroïde ; en même temps le tissu est friable.

Il est des circonstances dans lesquelles le tissu peut devenir car-
tilagineux, ou même se détacher par plaques gangreneuses ; dans
tous les cas on peut trouver un boursouflement de la muqueuse avec
décollement.

çoivent le produit excrété, l'œil pour les larmes, la muqueuse buccale pour les glandes salivaires , l'intestin grêle pour 'le foie, etc., la muqueuse du larynx pour les glandules, et même pour les follicules bronchiques;—2°les causes de stimulation indirectes, c'est-à-dire celles qui sont portées par la grande voie de la circulation, et qui sont dues à un agent apporté du dehors ou développé spontanément dans l'organisme, qui sont portées, dis-je, jusqu'au voisinage de l'organe ou à l'organe lui-même , et qui le stimulent :

A. L'action du système nerveux.

B. Un état diathésique ou constitutionnel. Le tempérament, l'idiosyncrasie, produisent plus spécialement une tendance vers certaines modifications muqueuses ou glandulaires. On sait en effet que les catarrhes, les leucorrhées se lient au lymphatisme, etc. Des états constitutionnels développés à la suite de circonstances qui ont agi profondément sur l'économie, prédisposent aussi à certains flux et débilitations. — *C.* La diminution ou la cessation d'un flux normal remplacé par l'hypersécrétion d'un fluide normal, lequel fluide peut n'être que l'expression d'un état chronique de l'organe; ici c'est une fonction supplémentaire. — *D.* La rétrocession d'une manifestation cutanée, ou arthritique, ou glandulaire, ou herpétique, portant sur d'autres organes et donnant lieu à des flux : véritable métastase. — *E.* A la fin des états graves on a quelquefois remarqué un flux auquel on a aussi donné le nom de critique, et dont l'apparition paraît coïncider avec la diminution et la disparition des accidents.

Ces causes agissent tantôt spontanément, tantôt, au contraire, n'attendent que l'action d'une cause locale ou générale, retentissant plus spécialement sur un organe, pour se manifester. Ainsi, pour citer un exemple, les désordres menstruels, par les malaises qu'ils occasionnent vers les organes de la génération, sont souvent cause de leucorrhée métastatique ou diathésique.

Les flux qui proviennent des follicules sous-muqueux tiennent souvent à un état inflammatoire primitif de la muqueuse, inflammation qui tend en surface à affecter la forme érésipélateuse, ou qui dans d'autres cas se propage en profondeur ; cette forme érésipélateuse, ainsi que l'in-dique ce nom, est mobile, change de place, envahit quelquefois une large étendue, et se traduit par un grand développement vasculaire, une grande rougeur, de la tu-méfaction ou boursouflement.

La marche de ces flux est différente, suivant qu'ils sont aigus ou chroniques. Dans le premier cas, le phénomène le plus saillant est la réaction qui succède à l'action de la cause : sécheresse, aridité, chaleur plus ou moins per-sistante ; puis flux liquide très-séreux ; peu à peu, au fur et à mesure que l'état aigu diminue, la sécrétion perd de son caractère séreux, devient muqueuse, depuis la couleur jaunâtre jusqu'à la verdâtre, et blanchit, pour at-teindre la consistance et la coloration du mucus transpa-rent quand l'affection touche à sa terminaison.

La marche chronique présente des différences. Ainsi, l'action de la cause ayant été moins vive, l'organe a été moins profondément affecté : sa modification matérielle est plus lente ; c'est d'abord une congestion médiocre qui parfois est inaperçue ; plus tard les altérations que nous avons exposées s'opèrent, et produisent ces changements si variés dans le produit de la sécrétion, ces desquamma-tions épithéliales, ces conditions spéciales qui le rendent une cause d'irritation pour les organes avec lesquels il est en contact. Il est même des cas où, par le fait de l'action nerveuse, le liquide acquiert des propriétés essentiellement irritantes, telles que les larmes dans un accès de colère, etc. Nous parlerons plus tard de ces produits.

D'après ce qui précède, il est à remarquer que l'état chronique dénote toujours une lésion plus profonde, une altération dans l'organisation de la glande et du tissu environnant, des dépôts albumino-fibreux ou fibroïdes.

Le traitement de ces flux varie suivant les causes auxquelles ils doivent leur origine et l'état de l'organisme. S'ils sont aigus, s'accompagnant de phénomènes inflammatoires, il faudra, par une médication émolliente, sédative, dérivative ou révulsive, affaiblir l'élément phlogistique. Il est des cas dans lesquels les substitutifs, les astringents, trouveront leur place dès le début; c'est lorsque l'inflammation, loin d'être franche, sera spéciale ou même spécifique, et demandera une modification profonde immédiate; dans ces circonstances le nitrate d'argent, l'alun, le tannin, le ratanhia, en substituant une inflammation franche à celle qui existait déjà, simplifient la question et concourent à une solution prompte : il en est ainsi pour les flux leucorrhéiques, blennorrhagiques, de même que pour quelques diarrhées, etc.

Dans les flux chroniques, la cause déterminée, si faire se peut, on a encore à rechercher l'état constitutionnel ou la diathèse qui l'a compliquée ou l'a provoquée, le tempérament, l'idiosyncrasie, etc. C'est seulement en réunissant tous ces éléments qu'on arrive à choisir une médication utile. Si l'état local ne peut jamais être négligé, les conditions générales doivent surtout attirer l'attention, puisque leur action est incessante, et tend à ramener l'affection alors qu'on croit l'avoir guérie. Le traitement est long, différent suivant la nature du principe qu'il faut combattre. On comprend dès lors quelle variété de

moyens offre la thérapeutique, tant locaux que généraux.
Au nombre des locaux, quand l'organe permet leur application, les astringents, les toniques, les substitutifs,
les iodures, les applications fraîches ou froides (injections, etc.). Parmi les moyens généraux, nous citerons :
les toniques fixes, les ferrugineux, quand il sera nécessaire de remonter l'économie souvent profondément dé-
bilitée, les alcalins, les sulfureux, les arsenicaux même,
si l'on reconnaît l'une des diathèses arthritique, scrofuleuse, herpétique ; les iodes, les chlorures, les bains de
mer. Si le flux n'est qu'une métastase d'un flux moins important, on cherche à ramener celui-ci (les diarrhées, les
catarrhes bronchiques provenant de la rétrocession de
sueurs limitées, etc.).

Telles sont les indications générales et bien succinctes
que nous présente l'observation des flux des membranes
muqueuses. Etudions maintenant ce qui se passe dans les
muqueuses des organes de la génération chez la femme,
et tâchons de faire l'application des principes que nous
venons d'exposer.

§ II.

Leucorrhée.

Qu'est-ce que la leucorrhée? La leucorrhée, connue autrefois sous des noms différents, *fluxus vel fluor mulie-
bris* (Hippocrate), *menorrhagia alba* (Cullen), *rheuma
uteri*, *coryza*, *rhumatismus*, etc., est un flux qui provient d'une modification dans la sécrétion des follicules

sous-muqueux de l'utérus et du vagin. D'assez grandes différences séparent le liquide utérin du liquide vaginal : l'alcalinité de l'un et l'acidité de l'autre.

La leucorrhée reconnaît pour origine deux points de départ bien distincts suivant que 1° la muqueuse et ses follicules sont seuls affectés ; 2° ou au contraire que leur altération n'est que la conséquence d'une lésion du tissu propre de l'utérus ou de ses annexes. Dans le premier cas elle est primitive et peut se compliquer plus tard de lésions spéciales du tissu sous-muqueux ; dans le second, elle est consécutive, se lie à l'altération du tissu propre, et peut même persister après le retour à l'état normal de ce même tissu. Les modifications de texture que présentent les follicules et la muqueuse sont celles que nous avons exposées plus haut (1).

Lésions.

Cette inflammation chronique de la muqueuse et des follicules a une apparence bien marquée quand elle se

---

(1) Turgescence d'abord dans l'état aigu, augmentation du volume des follicules, sans changement de densité ni de texture dans le principe ; appareil vasculaire gorgé de sang, et les petits canaux excréteurs remplis du produit de la sécrétion ; muqueuse amincie, atrophiée, avec diminution de densité ; ou au contraire épaissie, boursouflée, avec augmentation de densité ; mais moindre consistance et certaine friabilité ; injection quelquefois plus vive de la surface libre de cette membrane, surtout au début, avec augmentation des vaisseaux capillaires. Le tissu sous-muqueux lui-même peut participer à cette lésion par une consistance plus grande. Il se produit en même temps entre les mailles du tissu normal une exsudation séro-sanguinolente qui les disjoint et donne lieu au ramollissement, tandis que si l'exsudation est séro-fibrineuse, l'absortion du sérum ne laisse persister que de la fibrine qui donne une consistance indurée, et forme le deuxième aspect que peut présenter l'inflammation chronique.

présente avec tous ses caractères sur le col de l'utérus.
On y voit des granulations, des petites saillies arrondies
que l'on peut comparer à des grains de chènevis isolés ou
agglomérés, et laissant suinter par un orifice imperceptible
un mucus blanc ou jaune, qui quelquefois même les re-
couvre en entier. Ces granulations ne sont autres que les
follicules, développés, enflammés ou hypertrophiés. Ce
qui se remarque sur le col se trouve aussi dans la muqueuse qui tapisse la cavité utérine; les modifications auxt
quelles on a souvent donné le nom de fongosités, ne sont
dues qu'à un état hypertrophique des follicules muqueux,

Les altérations de la muqueuse peuvent en amener le
décollement dans une certaine étendue, et ont souvent
pour effet la dilatation de la cavité utérine et de l'orifice
du col, et même l'exfoliation et les ulcérations qui se remarquent sur cette partie. Elles se propagent aussi dans
l'intérieur de la trompe, et peuvent exercer leur action
jusque sur le pavillon et même sur l'ovaire, et déterminer des états morbides de ces parties.

Causes.

Les distinctions que l'on peut faire pour les formes que
revêt un flux trouvent ici leur application. Il est des cas
où par le fait d'un stimulus normal trop actif, ou d'un
stimulus anormal il se produit un afflux nutritif, une circulation plus abondante et une véritable hypertrophie,
c'est-à-dire une augmentation des éléments propres du
tissu, hypertrophie qui coïncide avec l'hypersécrétion du
fluide normal. Ces états sont parfaitement distincts de
ceux qui tiennent à une modification phlogosique, c'est-
à-dire avec altération de tissu et des éléments qui com-

posent le liquide sécrété. Nous établirons donc trois
sortes de leucorrhées distinctes : 1° celle qui provient
d'un état hypertrophique ou d'une circulation plus active;
2° celle qui tient à un état inflammatoire ; 3° celle qui se
lie enfin à un état spécifique, le virus syphilitique, et que
l'on appelle plus généralement blennorrhagie : leucorrhée
essentiellement virulente, propre, suivant quelques-uns,
à reproduire tous les accidents syphilitiques, suivant
d'autres à ne reproduire que la blennorrhagie.

La leucorrhée et les modifications fonctionnelles ou de
texture dont elle est le résultat, ne sont quelquefois dues
qu'à l'extension d'un état morbide, à celui du tissu propre
de l'utérus, ou de l'ovaire, ou des ligaments larges. Cette
leucorrhée se lie entièrement à la lésion de l'organe qui
l'a provoquée, reconnaît les mêmes causes et cède généralement à l'usage du même traitement. Nous la fai-
sons rentrer dans le cadre des affections du parenchyme
de l'organe ou de ses annexes, puisque ce sont elles qu'il
faut attaquer, et si la muqueuse demande quelque modification spéciale, elle se trouve indiquée par l'état de la
muqueuse elle-même. Les causes, la marche, la durée, la
symptomatologie de cette leucorrhée, sont celles de l'inflammation du tissu de l'organe; cependant il peut arriver
que celle ci s'amende, s'éteigne même, et que l'écoulement persiste ; dans ce cas, après la cessation des accidents, on ne doit voir qu'une simple leucorrhée et la
combattre par les traitements spéciaux.

Les causes qui provoquent les leucorrhées sont celles
que nous avons indiquées plus haut ; elles sont de deux
sortes : celles qui proviennent de l'extérieur, qui sont
locales; celles, au contraire, qui tiennent à une prédisposition générale. Au nombre des premières nous pla-
cerons toutes les causes d'irritation prolongée sur ces

parties ; ainsi, les excès, les mauvaises habitudes, les applications irritantes, toutes celles qui, agissant sur le tissu propre de l'utérus, se propagent jusqu'à la muqueuse ; l'époque menstruelle ; une inflammation dans e voisin age de l'utérus, vers ses annexes ; des productions accidentelles développées dans ces parties, etc. Les causes internes, ou se liant à une prédisposition générale, sont l'existence d'un état diathésique ou constitutionnel : une perturbation nerveuse, une disposition métastatique ou supplémentaire (suppression d'un flux menstruel ou de tout autre, une manifestation cutanée, etc.), un effort critique même de la nature, dans quelques états aigus, rarement chroniques, une débilitation profonde. Souvent ces causes générales n'exercent leur action puissante et réfractaire qu'à la suite des causes locales, comme dans les affections traumatiques qu'elles compliquent. Souvent aussi elles entretiennent dans les tissus affectés une disposition à la permanence ou à la récidive de l'affection, et constituent dès lors la maladie. Mais il est des cas aussi où la cause générale paraît avoir agi seule, soit que le fait soit réel, soit que l'influence locale ait échappé à l'observation par son peu d'importance. Cette remarque nous l'avons faite quand il s'est agi des lésions du tissu propre de l'utérus ; elle retrouve ici sa place ; et en effet, l'état leucorrhéique se relie peut-être plus que tout autre aux grandes modifications générales ou héréditaires, ou constitutionnelles ou acquises. ·

Symptômes.

Les symptômes par lesquels se traduit la leucorrhée ont aussi de deux sortes : locaux ou généraux. Nous n'aurons que peu de réflexions à présenter sur ce sujet, ces phénomènes ayant été décrits en parlant des symptômes des affections utérines. Il faut noter cependant que dans ces cas il se joint un grand élément de débilitation, due à l'abondance plus ou moins considérable du flux ; on sait, en effet, que tout flux persistant au delà de certaines limites, dépouille le sang d'une portion de globules rouges et est une cause d'anémie. Ainsi, dans les cas d'écoulement très-abondant, ce qui n'est pas rare, les tiraillements généraux, la gastralgie, les douleurs pleuro-dyniques, céphaliques, les malaises qui en sont les conséquences se prononcent avec intensité; les dyspepsies, les palpitations, les faiblesses, l'agacement nerveux, les scènes névropathiques apparaissent peu à peu et acquièrent un haut degré de vivacité. Quant aux phénomènes locaux, ce sont : les fatigues et douleurs lombaires, les tiraillements, les faiblesses de ces parties, leur laxité par la persistance du flux ; la chaleur, les brûlures, les démangeaisons profondes ou vulvaires, même urétrales, provoquant les contractions de la vessie et le jet de l'urine.

Il est aussi des leucorrhées qui ne se traduisent que par de légers symptômes, que les femmes ont depuis l'enfance, et qu'elles conservent sans s'en préoccuper et sans ressentir de vifs malaises, sans que la constitution en éprouve une modification morbide. Les phénomènes locaux sont peu ou pas du tout saillants ; les phénomènes généraux se bornent à quelques gastralgies ou migraines plus ou moins rares, et ces femmes ne demandent jamais le secours de l'art. Ces leucorrhées sont une habitude héréditaire bien souvent, qu'il ne faut attaquer qu'indirectement par des modificateurs généraux de l'économie, parce qu'elles proviennent toujours d'un état constitutionnel ou diathésique.

Le flux en lui-même, la matière excrétée a aussi ses caractères particuliers, et qui se lient intimement à la modification ou lésion locale dont ils ne sont que l'expression. Plus ce liquide est incolore ou blanc, moins grande est l'altération organique ; plus il se fonce en couleur, plus les phénomènes d'irritation locale sont apparents. On peut donc dire que par la couleur et la consistance de l'écoulement on reconnaît l'état de la membrane qui l'a excrétée. Le flux leucorrhéique se présente sous quatre états bien tranchés :

1° Mucus transparent, épais, gluant, ayant l'apparence du blanc d'œuf ; 2° mucus opalin, clair, visqueux, filant, encore blanc ; 3° mucus liquide, épais, visqueux, blanchâtre, blanc-jaunâtre ou même jaune-verdâtre, très-opaque : c'est le muco-pus ; 4° enfin il est un quatrième état dans lequel on trouve un mélange de pus et de mucus : c'est le mucus purulent, liquide moins consistant que le muco-pus, dont il a la couleur (1).

L'inflammation va toujours, suivant la progression des altérations du liquide, depuis la congestion jusqu'à l'ul-

(1) Nous reproduisons, d'après M. Becquerel, les éléments histologiques et chimiques qui établissent des différences entre ces différentes sortes d'écoulement :

1° Mucus transparent : on y trouve quelques cellules épithéliales, de l'eau, de la mucine et quelques sels ;

2° Mucus opalin : nombreuses cellules épithéliales, quelques globules graisseux ; eau, et la mucine en petite quantité ; peu de graisse, quelques sels ;

3° Muco-pus : cellules épithéliales, peu de globules graisseux, des globules de pus et des granules protéiques ; eau, mucine abondante ; quelques sels, peu de graisse. Si on l'agite avec de l'eau et qu'on filtre, on ne trouve pas d'albumine ;

4° Mucus purulent : les éléments histologiques sont les mêmes que dans le cas précédent : moins de mucine, plus de globules graisseux, des sels, de l'eau, et surtout de l'albumine, qui se rencontre ici pour la première fois.

cération, qui se traduit par le pus mélangé à la sécrétion muqueuse altérée. Du reste, ces expressions symptomatiques de la lésion de la muqueuse utéro-vaginale ne
sont autres que celles de toute muqueuse, bronchique,
vésicale, etc.

Marche.

La marche de la leucorrhée est assez irrégulière, tantôt intermittente, accompagnant surtout l'époque menstruelle, la précédant de quelques jours ou ne se montrant
que quelques jours après elle, pour disparaître après un
ou plusieurs jours ; tantôt, au contraire, permanente, ne
cessant pas même pendant les règles. Elle peut être instantanée et fugace, due à une émotion, à une perturbation nerveuse, générale ou locale, abdominale ou sympathique. Quelquefois le retour successif des mêmes causes
produit la permanence de l'écoulement. S'il provient
d'une phlogose de la muqueuse et des follicules suivant
une marche aiguë dès le début, il y a plutôt sensation
de sécheresse; puis apparaît un écoulement clair, presque
liquide ; peu à peu il s'épaissit et ses caractères deviennent
tels que nous les avons signalés. Dans l'état aigu, la
marche est franche ; mais dans l'état chronique la ténacité
est le caractère spécial. Si la leucorrhée se lie à une affection du tissu de l'organe, elle suit les phases de cette
affection, et peut persister même après. Le retour de la
congestion utérine mensuelle entretient un malaise persistant vers la muqueuse altérée et joue le rôle d'épine ;
les rapports sexuels trop fréquents produisent le même
résultat, et cependant il serait quelquefois imprudent de
les défendre absolument. Pour certaines organisations

très-impressionnables, le repos de ces organes, par l'agacement local et général qu'il provoquerait, serait une
nouvelle cause de congestion. Comme le plus souvent la
leucorrhée, une fois apparue, est entretenue par une
cause diathésique ou constitutionnelle, elle a le caractère
réfractaire inhérent à ces causes, et ne tend pas à la diminution et à la disparition, si on l'abandonne à elle-même.
Les follicules reproduisent tous les jours la même sécrétion jusqu'à ce qu'on ait modifié leur vitalité pour la ramener à l'état normal.

Caractères spéciaux.

Quelques leucorrhées se présentent avec des caractères
objectifs assez tranchés pour qu'on puisse les reconnaître,
surtout si l'on s'aide des phénomènes *subjectifs* héredi-
taires ou constitutionnels.

1° La leucorrhée entretenue par une diathèse scrofuleuse, outre qu'elle peut succéder à un flux cutané ou
bronchique de même nature, se reconnaît à l'abondance
du liquide épais, plus consistant, blanc-jaunâtre, jaunâtre,
sans phénomène phlogosique, à moins qu'elle ne coïncide
avec une affection du tissu propre de l'organe. Elle ne
provoque généralement ni chaleur ni prurit.

2° Celle, au contraire, qui se lie à un état herpétique
coïncide quelquefois avec une manifestation herpétique
vulvaire ou vaginale, ou même du col; ou n'est qu'une métastase d'une expression supprimée; le liquide en est plus
clair, moins visqueux, moins abondant que dans le cas
précédent, plus âcre si je puis dire; provoque de la cuisson, de l'ardeur aux parties avec lesquelles il est en contact. Il remplace un état herpétique de la peau, et est à son
tour remplacé par lui.

8

3° Il en est aussi qui succèdent à des états rhumatiques ou qui alternent avec eux. Ces leucorrhées, plus rares que les précédentes, se distinguent par un écoulement beaucoup moins abondant, par une sensibilité plus vive, des douleurs qui s'irradient dans le bas-ventre, les reins, les cuisses, sans lésions qui les justifient; elles alternent avec des douleurs vagues ou localisées, des migraines, des gastralgies. Dans tous les cas il faut s'aider des phénomènes subjectifs pour éclairer le diagnostic.

4° Enfin, une dernière forme est celle qui reconnaît pour origine le virus blennorrhagique, et qui provient d'une inflammation spécifique du vagin, qui peut aussi se communiquer à l'utérus, et même, par les trompes, jusqu'au péritoine, ainsi que le prouve une observation de M. Bernutz. Cette leucorrhée se distingue par un flux liquide presque séreux, extrêmement abondant, très-âcre, avec ardeur et chaleur du vagin, de la vulve, etc.; on la reconnaît facilement pendant cette période. Plus tard le liquide s'épaissit, devient mucoso-purulent ou puriforme; dès lors la distinction est très-difficile et souvent impossible.

Le pronostic de la leucorrhée se tire de l'état local, de son abondance et de l'état général. Si l'écoulement coïncide avec des altérations de tissu, son importance résulte de ces altérations mêmes; s'il n'est que la conséquence d'un état plus général, d'une débilitation profonde, d'une névropathie ou d'une diathèse, il ne sera presque qu'un phénomène secondaire plus ou moins en rapport avec la cause qui l'a produit; mais alors il faut prendre garde à l'abondance du flux, qui peut, comme toutes les grandes déperditions et spoliations, retentir sur les grands appareils et diminuer la résistance vitale. Il est de ces leucorrhées qui, après avoir résisté à toutes les médications, ont plongé les malades dans un véritable état cachectique. Ces cas sont les plus rares, il est vrai.

La leucorrhée apparaît à tout âge, depuis l'enfance, avant même la menstruation, jusqu'à la dernière période de la vie. On a remarqué cependant qu'elle était plus fréquente de vingt à trente-cinq ans. Après la ménopause, par le fait du repos des organes pelviens, on la voit quelquefois cesser assez promptement, d'autres fois au contraire se prononcer davantage ; dans ce cas il faut craindre qu'elle ne se lie à une altération grave.

Traitement.

Quel est donc le traitement de ces flux ? Il comprend les moyens topiques, locaux et les moyens généraux. Si, en effet, la leucorrhée, comme nous l'avons dit, n'est que la localisation d'un état plus général, que l'expression d'une diathèse ou d'un état constitutionnel, c'est sur ces états qu'il faudra agir, pour en provoquer la modification ou même l'extinction, par une thérapeutique appropriée. Mais on devra en même temps s'adresser à l'état local par des topiques : calmants, émollients, si l'inflammation est vive ; astringents, toniques, si elle est lente ; substitutifs, pour. modifier la vitalité de ces parties. C'est ainsi que les cataplasmes ou sachets émollients introduits dans le vagin, les opiacés même ; plus tard les injections astringentes ou toniques, les feuilles de noyer, le tannin, les sulfureux, les eaux salées, l'eau froide même, et enfin le nitrate d'argent, sont utilisés avec avantage, combinés aux bains de siége émollients ou toniques, frais principalement, même iodés. Par la combinaison du traitement externe et du traitement général, on arrive à la guérison. On doit

toujours choisir, dès qu'on a reconnu une diathèse, la
médication la plus propre à combattre cette diathèse;
ainsi les sulfureux, les alcalins, les chlorures, les iodés,
les arsenicaux trouvent leur place. Il est bien entendu
que si la leucorrhée coïncide avec un état spécial du tissu
propre de l'organe ou de ses annexes, comme conséquence ou simple complication, on agira d'abord sur la
lésion parenchymateuse avant d'attaquer l'altération folli-
culaire et muqueuse, sans pour cela négliger les moyens
qui pourraient modifier l'écoulement, s'ils ne sont contre-
indiqués par le premier état.

Le traitement par les eaux sulfureuses, surtout celles
de Saint-Sauveur, rend de grands services dans un très-
grand nombre de cas : dans les débilitations concomitantes, les névropathies, la diathèse scrofuleuse et même
certains états arthritiques. Nous avons expliqué son mode
d'action, nous n'y reviendrons pas, nous bornant à citer
quelques observations à l'appui de ces réflexions.

10e OBSERVATION.

Leucorrhée. — Prédisposition scrofuleuse.

Mme ..., âgée de trente ans, d'une taille élancée, plutôt maigre, d'une constitution faible, d'un tempérament
très-lymphatique, est issue de parents qui offrent des
marques évidentes de lymphatisme caractérisé par des
manifestations cutanées et articulaires. Elle a joui d'une
santé parfaite jusqu'à quinze ans, où ont commencé à
apparaître des signes de faiblesse générale qui se sont

prononcés de plus en plus; en même temps débilitations fonctionnelles, dyspepsie intense. Les eaux de Bade, en Argovie, ont réussi à ramener ses forces.

A vingt-cinq ans mariage, suivi de deux couches assez rapprochées; les deux allaitements ramènent les fatigues et les malaises; enfin il y a deux ans, tout à coup, apparition d'un écoulement leucorrhéique très - considérable pendant un mois, moindre après. Les eaux de Bade font cesser cette perte blanche, qui cependant ne tarde pas à reparaître avec plus d'abondance aux époques menstruelles, et à s'accompagner de démangeaisons vulvaires. Les règles reviennent toutes les trois semaines, légèrement pâles. La marche est assez facile, mais provoque l'écoulement; la dyspepsie a cessé. L'affaiblissement général persiste. Il n'y a pas, du reste, de malaises locaux, tels que lombaires, inguinaux, etc. Seulement quelques tiraillements généraux à la suite de fatigues.

L'examen local fait reconnaître une vive sensibilité du vagin, due à une étroitesse naturelle. L'utérus est en antéversion latérale droite, le corps en avant et à droite, le col en arrière et à gauche, très-profondément, très-difficile à faire pénétrer entre les valves du spéculum; il est sain, du reste; l'orifice, très-légèrement entr'ouvert, laisse suinter des mucosités blanches, filantes. La sensibilité de l'utérus est nulle et sa mobilité normale. Le vagin et la vulve ne sont le siége d'aucune altération.

Cette leucorrhée, qui me paraît se relier à un état lymphatique prononcé, et se perpétuer sous l'influence d'une diathèse scrofuleuse, est attaquée par des bains à 33° centigrades, une douche le matin et une injection le soir, d'eau sulfureuse, depuis deux à trois minutes jusqu'à dix. La boisson est portée à deux verres par jour avec tolérance. L'écoulement, considérablement diminué, repa-

raît plus abondant à l'époque menstruelle ; cependant
Mme ... se trouve fortifiée et dans de bonnes conditions. Elle quitte Saint-Sauveur après cinq semaines de
séjour, ayant pris vingt-six bains, vingt douches et vingt-
huit injections et bu un à deux verres d'eau pendant un
mois, la leucorrhée ayant presque complétement cessé.
Néanmoins, j'engage Mme ... à emporter une trentaine
de bouteilles d'eau minérale, pour continuer les injections
pendant son voyage. Quelques soins hygiéniques ont
suffi pour s'opposer au retour de ce flux.

Les manifestations de la scrofule très apparente chez
plusieurs membres de la famille, le tempérament de
Mme... elle même, la nature du liquide sécrété, les fatigues
antécédentes de grossesse et d'allaitement, donnent à
cette leucorrhée le caractère d'une expression strumeuse.
Ici rien du côté de l'utérus, qu'un déplacement qui n'entraîne aucun malaise ; tout paraît borné à une hypersécrétion de la muqueuse. — Le traitement a dû être aussi
tonifiant que possible. La boisson, les bains, les douches
répétées matin et soir ont eu raison de cet écoulement
déjà ancien et tenace, qui, malgré un voyage assez long,
n'a pas reparu. Cependant il eût été nécessaire que
Mme... vînt faire une seconde cure à nos eaux, pour combattre les prédispositions naturelles et ses manifestations.

11e OBSERVATION.

Eczéma. — Leucorrhée. — Gastralgie. — Migraine.

Mme..., trente-quatre ans, d'une constitution assez
forte, d'un tempérament nerveux, présente, à considérer
du côté paternel, des traces d'herpétisme ; du côté ma-

ternel, de la tuberculisation. Elle a toujours joui d'une
bonne santé; cependant il y a eu de la prédisposition
aux rhumes, quelques hémoptysies légères; des palpitations de cœur en montant. Le chant a fatigué. Elle a eu
trois couches, dont la dernière il y a sept ans, parfaites,
faciles, avec prompt rétablissement.

Six semaines après cette dernière couche, apparition
d'un eczéma du cuir chevelu qui a cédé aux bains de bi-
carbonate.

Il y a deux ans, réapparition de l'eczéma, mais à la
vulve, avec de vives démangeaisons. Cet eczéma dure
sept semaines et est suivi de leucorrhée. Depuis cette
époque, fièvre urticaire pendant quarante à cinquante
jours, avec vomissements; vers le mois d'avril de cette
année, après la cessation de l'urticaire, nouvel eczéma
vulvaire. La dyspepsie a succédé à l'urticaire, avec inappétence et empâtement de la bouche. Maintenant l'appétit
a reparu en même temps que la diminution de la dyspepsie. Depuis cet état dyspeptique, affaiblissement général, gastralgie et même migraine, tous les jours vers les
deux heures, avec vomissements.

L'écoulement vaginal, épais, blanchâtre, diminue, disparaît même; aujourd'hui il est peu abondant et ramène
toujours l'eczéma.

Depuis trois ans Mme ... éprouve des douleurs lombaires qui prennent de l'acuité si elle se baisse. La marche est difficile et la station debout immobile impossible.
La constipation très-prononcée. Les règles sont normales.
Il est à remarquer que l'eczéma se prononce davantage
vers le quinzième jour après les règles.

Mme ... porte une ceinture hypogastrique nécessaire,
et a l'habitude des injections et des lavages avec l'eau de
Gowland.

L'examen local donne les résultats suivants : cet eczéma se trouve limité par les petites lèvres en dedans, qui sont d'un rouge vif, et s'étend jusqu'à un centimètre sur le périnée. Chaleur sensiblement augmentée de ces parties.

Le vagin est intact dans toute son étendue, l'utérus en rétroversion légère, le col appuyé contre le pubis ; la leucorrhée très-liquide est de peu d'abondance.

Mme ... est dirigée sur Saint-Sauveur après avoir suivi bien des traitements ; elle est mise à l'usage des bains à 34° pendant une demi-heure, avec injections de cinq à dix minutes pendant la durée du bain, puis douches ascendantes ; boisson d'un, puis de deux verres d'eau de l'établissement, édulcorée avec du sirop de fumeterre.

Le traitement est parfaitement supporté, et vers le huitième bain on commence les douches ascendantes le matin, et on continue les injections le soir.

Pendant les quinze premiers jours les malaises s'amendent, l'eczéma vulvaire disparaît ; puis vers cette époque, c'est-à-dire huit jours après la cessation des règles, léger état saburral, qui cède à une purgation. A la suite d'une course trop prolongée, vers le vingtième jour, retour de l'eczema et de tous les malaises : quelques émollients, quelques lavages avec de la liqueur de Gowland les diminuent, et enfin, après cinq jours de repos, on reprend le traitement que l'on continue. Mme ... a pris vingt-quatre bains, vingt-cinq injections, dix-sept douches, et a bu jusqu'à deux verres et demie d'eau sulfureuse. Au départ, tout était en grande voie d'amélioration. Le séjour a été de cinq semaines ; depuis son départ, l'eczema a disparu ainsi que les malaises et les fatigues, et maintenant Mme... se trouve complétement débarrassée de son affection.

La prédisposition aux bronchites, aux hémoptysies, jointe aux antécédents de tuberculisation, font reconnaître

éhez Mme ... une prédominance lymphatique prononcée.
La qualité de l'écoulement leucorrhéique le rattache à la
diathèse scrofuleuse. Cependant les malaises dyspeptiques,
gastralgiques et céphalalgiques, alternant avec l'eczéma,
les manifestations herpétiques du père, nous portent à
croire à une diathèse herpétique ayant ses manifestations
essentiellement distinctes. Les bains sulfureux, les douches intérieures répétées, une boisson assez abondante,
ont réussi à modifier l'état de Mme ..., qui, malgré sa
rechute vers le milieu du traitement, est cependant partie
bien améliorée, et depuis n'a pas vu reparaître les accidents. Cependant on ne saurait trop conseiller un retour
dans des conditions analogues, pour combattre par une
habitude une habitude morbide ancienne.

12e OBSERVATION.

Leucorrhée. — Dyspepsie. — Gastralgie. — Lymphatisme.

Mme ..., âgée de trente-cinq ans, grande, mince, d'une
faible constitution, issue d'un père apoplectique et d'une
mère tuberculeuse, a passé une enfance très délicate,
a été réglée normalement à dix ans, et n'a rien présenté de particulier jusqu'à vingt-deux ans, époque de son
mariage. Elle a eu sept enfants et une fausse couche ;
son dernier enfant est mort à sa naissance d'une entérite,
dit-elle ; elle en a nourri deux.

Après sa première grossesse, apparition d'une dyspepsie toujours croissante, et qui augmente surtout l'au-
tomne et l'hiver pour diminuer l'été. Mme ... en était venue
au commencement de l'hiver à ne plus pouvoir supporter

même des biscottes. Cette dyspepsie a été combattue par
les élixirs toniques, un régime substantiel, et ses digestions se sont améliorées ; mais est apparue une leucorrhée intense, produite par une vive irritation vaginale qui
a son summum aux époques menstruelles et diminue dans
l'intervalle. L'écoulement est verdâtre et provoque de la
cuisson et de la chaleur à la vulve ; des douleurs lombaires s'y joignent, ainsi que la difficulté de la marche et
l'impossibilité de rester debout ou à genoux. On n'a reconnu ni lésion ni déplacement utérin.

Mme ... est venue il y a trois ans à Saint-Sauveur, et a
éprouvé un mieux qui ne s'est pas maintenu. Il y a un an,
après sa dernière couche et avant le retour menstruel,
saison à Kissingen, de bains froids à 12 degrés pendant
dix minutes, sans résultat. Depuis, les règles ne viennent
plus à époques fixes. La situation s'est améliorée, cependant le flux est moins abondant, mais a toujours les mêmes
retentissements symptomatiques ; la digestion ne se fait
qu'au moyen d'un élixir tonique avant le repas. On a
conseillé à Mme ... un second voyage à Saint-Sauveur.

Le traitement consiste en bains de demi-heure à 33°, et
injections de deux à trois minutes. Les bains et trois injections exaspèrent la sensibilité du vagin et provoquent des
phénomènes de congestion : malgré de grands repos, ils
ne sont pas supportés, et après les troisième et quatrième
injections Mme ... quitte Saint-Sauveur.

Les malaises ont continué pendant quelques jours, puis
une nouvelle grossesse assez pénible est survenue, et depuis, la santé de Mme ... s'est améliorée.

La nature de cet écoulement leucorrhéique, sa persistance chez une personne éminemment lymphatique, sans
autre lésion de l'utérus, doit le faire considérer comme
lié à cette diathèse. Il est probable que le traitement eût

été supporté si Mme ... avait pu laisser s'éteindre l'irritation produite par les premiers bains.

Il est une remarque à faire, c'est que certains tempéraments éminemment lympathiques sont doués d'une impressionnabilité assez vive pour ne supporter qu'avec la plus grande difficulté les stimulus qui paraissent indiqués par l'état de l'économie.

13ᵉ OBSERVATION.

*Leucorrhée. — Pharyngite. — Succession de bronchites.
— Goutte héréditaire.*

Mme ... âgée de trente-cinq ans, taille assez grande, embonpoint, constitution faible, mais assez résistante, tempérament très-lymphatique et nerveux, présente l'existence de principes goutteux du côté paternel et maternel, avec manifestations cutanées du côté maternel.

Pendant l'enfance, quelques maux de gorge, qui, du reste, ont laissé une impressionnabilité de ces parties, persistent encore. Les règles se sont établies normalement à quinze ans. Depuis cette époque, grande délicatesse de la constitution, dyspepsie passagère et surimpressionnabilité des intestins. Plus tard, sensibilité vers l'hypocondre droit, descendant jusque vers le flanc, très-profonde, avec rénittence notable. On l'a attribuée tantôt à un état hépatique, tantôt au rein ; il est probable que c'est le rein qui en est la cause. Quelques taches de *pityriasis versicolor*.

Mme ... a eu trois couches faciles et heureuses. Ses enfants vivent et jouissent d'une parfaite santé, sans manifestations diathésiques. Depuis six ans à peu près, bronchites fréquentes, pharyngite avec granulations nombreuses ; en même temps, apparition de leucorrhée avec sensibilité très-vive du vagin, et surtout de la vulve, s'accompagnant de cuisson et de démangeaisons, sans qu'on trouve autre chose qu'une rougeur un peu plus vive de ces parties. Cet état vaginal alterne, sans cesser complétement toutefois, avec l'état du pharynx *et vice versâ*. Mme ... éprouve, en outre, des douleurs lombaires assez vives, de la pesanteur hypogastrique et périnéale, de la lourdeur dans les jambes : la marche est difficile, la station debout impossible, la fatigue très-grande et facile, l'appétit presque nul. Les intestins sont dans de bonnes conditions : quelques tiraillements céphaliques et dorsaux ; les règles sont décolorées, muqueuses ; la leucorrhée est d'un liquide séro-muqueux. Quelques granulations sur le col.

La surimpressionnabilité est extrême, surtout pour les médications. On a déjà essayé les dépuratifs, les astringents, sans obtenir d'amélioration. C'est dans ces conditions que Mme ... arrive à Saint-Sauveur, dans les premiers jours de juillet 1855. Son état est tel que nous venons de l'exposer.

Vu la susceptibilité de Mme ..., je lui conseille de prendre un demi-bain d'un quart d'heure à 33°,50. Ce bain ayant provoqué de la surexcitation, nous essayons des bains coupés par moitié avec de l'eau naturelle, pendant dix minutes, tous les deux jours ; puis, tous les jours. Peu à peu on diminue la quantité d'eau simple ; mais Mme ... n'a jamais pu les supporter d'eau sulfureuse pure, ni aller au delà d'un quart d'heure à vingt minutes sans amener des malaises, de l'agitation, l'absence du sommeil. Il en est de même des injections, très-fortement mitigées et très-courtes (deux minutes), avec un irrigateur ; elle les tolère tous les deux jours. Quant à la boisson, deux verres d'eau de Hontalade sont parfaitement supportés pendant trente-cinq jours, avec repos intermédiaire d'une huitaine. En même temps, gargarismes quotidiens.

Ce traitement, qui a duré sept semaines, a permis à Mme ... de prendre vingt-six bains et vingt injections, mais bien légères. Cependant l'état de la gorge s'était amélioré, la marche était plus facile, l'écoulement moindre, ainsi que le prurit et la cuisson vulvaire.

L'hiver se passe dans d'assez bonnes conditions pour que Mme ... désire revenir à Saint-Sauveur essayer une nouvelle cure, probablement plus complète et plus fructueuse. A son arrivée, le mieux persistait. Mme ... essaie un bain d'eau minérale pure pendant un quart d'heure à 33°,50, qu'elle supporte facilement ; les injections se font avec de l'eau mitigée, et puis avec de l'eau pure pendant deux à trois minutes, et jamais au delà. Boisson de deux verres d'eau sulfureuse. Gargarisme d'eau détersive de Visos. La boisson est coupée avec du tilleul et édulcorée avec du sirop de fumeterre.

Une irritation bronchique a exigé plusieurs interruptions, et n'avait pas complétement cédé au départ. Mais, il faut le dire, l'écoulement leucorrhéique, ainsi que la sensibilité vaginale, avaient diminué, la marche était assez facile : le teint et les forces en meilleur état.

Cependant, après quelques mois de repos, Mme..., n'ayant pas retrouvé le mieux qu'elle espérait, a renoncé à Saint-Sauveur. Du reste, l'efficacité de la seconde cure n'avait pas été aussi apparente que la première : les mêmes malaises ayant persisté depuis. Quelques lavages hydrothérapiques ont paru réussir contre la pharyngite et la bronchite.

On trouve chez Mme ... un principe arthritique qui

s'ajoute à un lymphatisme prononcé. Les manifestations vaginales et leucorrhéiques alternent avec celles qui apparaissent du côté du pharynx et des bronches, sans cesser cependant complétement. D'après les phénomènes éprouvés par Mme ... depuis son enfance, on est porté à admettre l'existence d'un état diathésique ; la leucorrhée, par ses caractères, s'éloignant de ceux fournis par la scrofule, coïncide avec une pharyngite tenace, même avec une prédisposition bronchique. Les eaux sulfureuses, qui avaient d'abord amendé cette situation, n'ont produit aucun résultat la seconde année, ce qui pourrait s'expliquer par le principe dont ces affections locales ne sont que l'expression.

14e OBSERVATION.

Leucorrhée. — Lymphatisme.

Mme ..., âgée de trente-cinq ans, taille moyenne, léger embonpoint, d'une constitution très-résistante et d'un tempérament nerveux, lymphatique, ne présente rien à considérer du côté des parents ; sa santé a toujours été parfaite, jusqu'au moment où sont apparus les malaises dont nous parlerons. La menstruation a toujours été régulière. Mme ... s'est mariée à vingt-quatre ans à peu près, et après quatre mois de mariage elle a fait une fausse couche ; le fœtus s'était transformé en un môle qui a mis plusieurs mois à sortir ; il y a de cela dix ans. Peu de jours après elle s'est levée, a vaqué à ses occupations, et immédiatement s'est déclaré un état inflammatoire de l'utérus qui a nécessité un traitement actif : bains, sangsues répétées, et même séjour au lit pendant deux mois. Depuis ce moment, il est survenu une abondante leucorrhée, d'un liquide blanchâtre, s'accompagnant parfois d'une tuméfaction abdominale et de douleurs rhumatoïdes dans la partie supérieure de la poitrine. Il y a un mois, Mme ... dit avoir eu une vive irritation à la matrice. Nous n'avons pas d'autres renseignements.

La marche est facile, les fonctions sont en parfait état. Nous n'avons pu nous livrer à l'examen local ; nous ne savons à quelle lésion locale se lie la leucorrhée.

Mme ... arrive à Saint-Sauveur dans les premiers jours de juillet 1857, et est soumise au traitement suivant : bains à 33° centigrades pendant trois quarts d'heure tous les jours ; douches de trois à dix minutes progressivement, tous les jours aussi ; boisson, deux verres d'eau de l'établissement.

Ce traitement a été régulièrement suivi pendant six semaines et sans aucun incident ; après le seizième jour la leucorrhée a commencé à diminuer, et au trentième elle avait complétement cessé. Mme ... est partie, ayant pris trente et un bains, vingt et une douches, et bu deux verres d'eau pendant vingt-cinq jours, et parfaitement guérie.

On voit dans cette observation l'apparition d'une leucorrhée post-puerpérale, leucorrhée qui persiste pendant dix ans à peu près, et se liant à une constitution éminemment lymphatique. Un traitement moyen a enrayé cet écoulement et amené une guérison complète.

15ᵉ OBSERVATION.

*Scrofules. — Leucorrhée. — Eczéma. — Crises
hystériformes.*

Mᵐᵉ ..., trente-deux ans, taille moyenne, cheveux
noirs, peu d'embonpoint, d'une faible constitution, d'un
tempérament lymphatique, présente, à considérer chez
son père, un état catarrhal de toutes les muqueuses, surtout de la vessie; de la rougeur palpébrale, etc. Elle-
même a eu dans son enfance des esquinancies fréquentes,
des engorgements glandulaires du cou, des maux d'yeux,
des engelures, des boutons et de la gourme. Vers quinze
ans, établissement des règles, qui durent huit jours. La
santé de Mᵐᵉ ... se fortifie depuis cette époque jusqu'à
son mariage, qui a lieu à vingt et un ans.

Immédiatement après le mariage, apparition d'un écoulement leucorrhéique blanchâtre très abondant, se compliquant de métrorrhagies tout d'abord; les flueurs blanches persistent pendant cinq ans avec douleurs lombaires,
fatigue, tiraillements, etc. L'usage de l'eau sulfureuse est
suivi d'accidents cérébraux avec délire; on y renonce pour
essayer les injections; enfin la cautérisation, qui provoque
une menace de péritonite, mais qui amène la cessation de
l'écoulement.

Six mois plus tard, un bouton à la lèvre, nous dit
Mᵐᵉ ..., est le point de départ d'un eczéma impétigi-
neux qui s'étend sur la tête, le cou, les aisselles, les seins
et le bas-ventre, et que l'on combat par des lotions alca-
lines, de la pommade au zinc, de l'hydrothérapie et une

préparation de goudron qui paraît réussir, et qui plus tard
devient inutile. Depuis sept ans cet eczéma persiste,
ayant énormément diminué d'étendue, et borné aujour-
d'hui à une portion du cuir chevelu. Suivant qu'il diminue
ou qu'il augmente, il alterne avec des céphalalgies.

Depuis deux ans pour la première fois, Mme ... ressent de vives douleurs épigastriques se compliquant de
constrictions de la gorge et s'accompagnant de vomissements, de malaises pendant trois jours, puis de froid,
d'état fébrile avec délire, faiblesse et fatigue. Ces crises
se renouvellent tous les six mois, puis se rapprochent à
un mois d'intervalle. La dernière a eu lieu le mois précédent.

C'est dans ces conditions que l'on conseille à Mme ...
une cure à Saint-Sauveur, 1855, après avoir toutefois pris
quelques bains du Foulon à Bagnères-de-Bigorre. A son
arrivée nous constatons l'état suivant : l'eczéma est limité
à l'oreille gauche et à une portion du cuir chevelu du
même côté ; un vésicatoire placé au bras s'est tellement
étendu en profondeur, qu'on a été obligé de le supprimer.
La sécheresse du vagin se dissipe quand l'eczéma diminue ; alors cuisson assez vive de ces parties. — L'appétit
est bon ; les digestions paraissent faciles, bien que la
constipation alterne avec la diarrhée ; les règles sont pâles
et peu abondantes, la marche facile.

Le traitement consiste en bains à 34°, de demi-heure
à trois quarts d'heure, tous les jours, avec douches
vaginales de trois à dix minutes, et un à deux verres
d'eau minérale en boisson. Mme ... le supportait facilement, quand le quatorzième jour elle est prise de gastralgie suivie d'une scène hystériforme d'une demi-heure
seulement, sans malaise ni fatigue consécutive ; deux
jours après, elle peut reprendre l'usage de l'eau sulfu-

reuse. Obligée d'abréger son séjour, elle part après avoir
pris seize bains et quatorze douches.

L'amélioration qui s'était manifestée consistait dans le
peu de durée de la crise épigastralgique et sa bénignité.

L'année suivante, Mme ... revient faire une seconde
cure, ayant reconnu les bons effets de la première. L'eczéma s'est restreint, les ardeurs et cuissons vaginales ont
diminué, les règles sont moins pâles et plus abondantes.
Les scènes hystériformes se sont considérablement éloignées. Le traitement consiste, comme l'année précédente,
en bains, douches et boisson prolongés pendant trente
jours. Au départ, le mieux était sensible ; l'eczéma seul
persistait encore, mais restreint notablement. Nous n'a-
vons pas eu de nouvelles de cette malade depuis cette
époque.

Cette observation est intéressante : 1° par les manifestations scrofuleuses, ganglionnaires, palpébrales et pharyngiennes du jeune âge ; 2° plus tard, à la suite du mariage, par l'apparition d'un écoulement qui paraît se
rattacher à la même diathèse : leucorrhée réfractaire qui
dure plusieurs années et qui ne cesse sous une action topique que pour faire place à 3° un eczéma d'une énorme
étendue alternant avec des céphalalgies ; 4° enfin par des
crises hystériformes ayant leur point de départ au centre
épigastrique et se compliquant de phénomènes délirants.

Bien que la leucorrhée ait été enrayée longtemps avant
l'arrivée à Saint-Sauveur, nous avons cru devoir rapporter cette histoire. Nos eaux ont agi sur la constitution,
sur l'eczéma, sur la sécheresse, les cuissons vaginales,
tous phénomènes liés à la diathèse, et aussi sur les crises
névropathiques.

CHAPITRE VIII.

NÉVRALGIES UTÉRINES.

L'utérus et ses annexes peuvent être le siége de douleurs névralgiques, que les uns ont fait dépendre du plexus lombo-sacré, que d'autres ont rattachées à une lésion matérielle de l'organe. Ces douleurs vives, intolérables même, coïncident quelquefois avec un léger déplacement, une affection locale, insuffisante pour les expliquer. Elles peuvent s'irradier dans tout le petit bassin, la région lombaire ou se fixer à une portion de l'organe, le corps, le col, la région des ovaires, la vulve, ou se limiter encore davantage et n'affecter qu'un seul point. Un examen superficiel, surtout quand la douleur a une médiocre intensité, pourrait induire le praticien dans des erreurs regrettables en lui faisant regarder comme le signe d'une lésion sérieuse, un phénomène purement névralgique. Le toucher, par l'extrême sensibilité qu'il développe, le spéculum par l'appréciation de l'état de l'organe, éclaireront le diagnostic et dissiperont les doutes. On reconnaîtra donc ces états névralgiques à l'absence de modification organique, ou, quand elle existe à un faible degré, au rapport entre cette lésion et les phénomènes qu'elle provoque ou qui s'y surajoutent ; à l'excès de sensibilité générale ou limitée.

Ces états névralgiques se compliquent souvent de la plupart des malaises que nous avons exposées comme caractérisant une lésion utérine : malaises locaux ou sympathiques. Il en est qui ne laissent pas de repos aux malades et qui présentent une ténacité difficile à déraciner. Ils se lient plus généralement à une diathèse, comme toutes les névralgies, et souvent sont une métastase d'autres douleurs rhumatalgiques et ne cèdent que pour devenir causes elles-mêmes de métastase.

Dans ces affections, caractérisées seulement par l'élément douleur, bien des moyens ont été mis en usage avec un égal insuccès. La médication doit être générale et locale. Comme moyens locaux, les calmants, les dérivatifs cutanés, les antinévralgiques, les préparations opiacées, stupéfiantes, appliquées directement sur le point douloureux si faire se peut ; les réfrigérants, les vésicatoires sur les lombes, sur l'hypogastre ; les cautérisations transcurrentes sur ces parties, même un bouton de feu sur le col, rendent souvent de grands services ; l'hydrothérapie a réussi dans quelques cas. En même temps on prescrira les moyens internes connus comme propres à combattre les névralgies, et enfin on ajoutera un traitement qui, s'adressant à la diathèse, puisse diminuer l'intensité des phénomènes et prévenir leur retour. Les toniques, les préparations ferrugineuses, les alcalins même, les sulfureux trouveront leur application.

16ᵉ OBSERVATION.

Névralgie utérine. — Migraines. — Gastralgie.
Principe rhumatique.

Mᵐᵉ ... âgée de vingt-cinq ans, est d'une taille assez
grande, sans enbonpoint, d'une constitution résistante,
d'un tempérament nerveux. Dans ses ascendants, on
trouve un père et une tante rhumatisants. Mᵐᵉ ... n'a
jamais été malade, nous dit-elle; la menstruation s'est
établie difficilement, et il y a un ans encore ne se pro-
duisait pas sans fatigue et douleurs lombaires et hypogastriques assez vives, pendant un jour à peu à près.

Elle s'est mariée à vingt-deux ans, et déjà elle était,
depuis trois ans, sujette à des migraines qui duraient
seize à dix-huit heures, sans vomissement, et se répétaient
tous les trois, puis tous les deux mois. Dans l'intervalle
des migraines l'appétit se soutenait modérément, mais
les repas étaient suivis de douleurs épigastriques. Mᵐᵉ ...
a eu deux fausses couches, dont l'une de six mois, sans
accidents postérieurs.

Depuis six mois elle éprouve des malaises lombaires,
de la chaleur hypogastrique; la marche est devenue difficile, et en même temps des douleurs vives dans tout le
petit bassin s'irradient jusqu'au niveau de l'ombilic; le
palper comme le toucher sont intolérables; le corps et
le col de l'utérus sont mobiles, de la consistance et du volume naturel, avec léger déplacement du corps en avant;
rien du reste du côté des ovaires. Quand les douleurs
augmentent d'intensité, Mᵐᵉ ... aperçoit un très-léger

suintement d'un liquide blanchâtre, et en même temps
des envies fréquentes d'uriner, ainsi qu'une constipation
opiniâtre. Il est bon de remarquer que depuis un an les
migraines ont diminué d'intensité et que Mme ... n'est
plus obligée de garder le repos pendant ses crises. Les
injections calmantes, stupéfiantes, les vésicatoires sur
l'hypogastre, saupoudrés de morphine, ont diminué la
douleur, qui n'a pas tardé à reparaître. Le froid seul a
paru amener un calme plus durable. C'est dans ces conditions que Mme ... arriva à Saint-Sauveur en 1856.

La douleur pelvienne est irrégulière, tantôt tolérable,
tantôt très-intense; le sommeil inégal ; migraines plus rares
ainsi que la gastralgie. L'époque menstruelle est toujours
précédée d'une exacerbation de douleurs. La marche, la
voiture, sont mal supportées. D'après le succès de nos
eaux, dans certains états névralgiques, nous n'hésitons
pas à la soumettre à un traitement qui a pour base des
bains quotidiens à 33° pendant vingt minutes, puis quarante; et des injections à 28° de cinq à six minutes pendant la durée du bain, et deux verres d'eau en boisson.
Ce traitement est continué pendant trente-cinq jours, avec
un intervalle de repos de dix jours. Dès le début, exacerbation des douleurs, surtout par les douches, ce qui a forcé
à préférer les injections plus fraîches, d'après l'expérience du succès du froid ; mais après douze bains l'amélioration s'est fait sentir, et, au départ, les douleurs, sans
avoir complétement cédé, persistent seulement à l'état
sourd et n'empêchent pas la marche. Mme... quitte Saint-
Sauveur assez satisfaite de sa position. L'hiver cependant,
quelques douleurs reparaissent : Mme ... est revenu faire
une nouvelle cure, qui n'a duré que vingt-cinq jours.
Depuis cette époque, la névralgie n'a pas reparu et les
migraines se sont même amendées.

Nous trouvons dans cette observation un principe de rhumatisme héréditaire qui, après s'être manifesté par des migraines et des gastralgies, s'est fixé au voisinage de l'utérus, et après avoir résisté aux moyens ordinaires, a été modifié heureusement par les eaux de Saint-Sauveur prises en bains, en douches et en boisson, etc. Ce cas n'est pas le seul que nous pourrions citer. Les névralgies dépendantes d'une diathèse rhumatismale sont avantageusement traitées par nos eaux sulfureuses.

MALADIES NERVEUSES

OU NÉVROSES.

~~~

CHAPITRE IX.

CONSIDÉRATIONS GÉNÉRALES SUR LES NÉVROSES.

Les organes peuvent fonctionner d'une manière anormale, sans éprouver cependant une modification dans leur texture, un changement matériel ; la fonction est exagérée, diminuée, ou éprouve des perturbations qui ne tiennent ni à l'exagération ni à la diminution. C'est cet état particulier qui constitue la névrose. Simple modification fonctionnelle, elle peut frapper un organe, un appareil, et de là atteindre toute l'innervation de l'organisme et signaler sa présence par les phénomènes les plus variés et parfois les plus bizarres. Prenons pour exemple l'organe du tact général, la peau : sa sensibilité peut être exagérée à ce point qu'elle ne supporte pas l'attouchement, ou assez diminuée pour ne pas sentir la piqûre d'une épingle ; elle peut éprouver des sensations spontanées de brûlure, de chaleur, de refroidissement, partielles ou générales. Le cerveau peut ne plus percevoir les objets avec leurs qualités véritables, les méconnaître dans leurs rapports, etc. De là nouvelles espèces de névroses, névroses sensoriales, ou névroses d'une catégorie bien différente comme importance, et qui forme une classe spéciale, celle des névroses de l'intelligence.

Réflexions générales.

Il serait sans doute nécessaire d'entrer dans de plus longues discussions physiologiques et pathologiques que ne nous le permettent les limites que nous nous sommes imposées, pour exposer les modifications de l'innervation. Nous allons, aussi succinctement que faire se pourra, établir quelques divisions nécessaires pour un classement de ces maladies. Et tout d'abord, disons que les nerfs, ayant comme tous les autres tissus une circulation propre, subissent les influences qui résultent de la qualité et de la quantité du liquide apporté; ce qui explique les malaises nerveux dans certains cas où la circulation est trop active, le sang trop plastique, comme dans les circonstances où ce fluide n'a pas des conditions de plasticité suffisantes. La névrosité elle-même (ou influx nerveux, mot vague qui n'exprime que la cause dont nous voyons les effets) peut être au-dessus ou au-dessous du type normal, et constituer un état semi-pathologique ou même pathologique ; de là, des névroses par surexcitation ou par épuisement.

Si l'on examine ce qui se passe dans toute émotion morale, on voit que, quelle qu'ait été la nature de cette émotion, c'est toujours dans les centres nerveux profonds de la vie organique que le choc se fait sentir, et le plus généralement au niveau de l'épigastre. C'est, en effet, dans les plexus ganglionnaires que doit être placé le centre de l'*émotion* et le point de départ de tous les *spasmes*. Telle était, en effet, l'opinion des anciens, qui avaient réservé à ces états spasmodiques le nom de *passio*, loin de le prodiguer à toute maladie interne. Quelle que soit l'action de la cause sur l'encéphale, elle se transmet immédiatement à ces centres pour de là réagir, suivant la perturbation qu'elle provoque, sur le centre céphalo-rachidien, à son tour, et donner lieu aux phénomènes réflexes ou de contractions, de sensibilité ou de paralysie, et d'insensibilité involontaire. « Le » système ganglionnaire, a dit M. Cerise, est un instru- » ment de relation entre les idées et les penchants ou » besoins de l'organisme ; il porte les idées dans les » profondeurs de la vie nutritive, et l'influence des con- » ditions générales de l'organisme dans les opérations » de la vie de relation. » C'est qu'en effet, suivant l'état des organes de la vie intérieure, les fonctions motrices ou intellectuelles sont alourdies ou surexcitées : l'homme qui digère mal n'est pas aussi libre de mouvement et d'esprit que celui dont la digestion est facile.

Nous devons, outre ces états spasmodiques, sur les-quels nous reviendrons, reconnaître d'autres genres de névroses, suivant qu'elles affectent certains organes pour en pervertir les fonctions, sans avoir un retentissement au delà de l'organe. Il est un troisième genre qui comprend les névroses qui produisent une modification dans la perception des objets, leurs rapports, autrement dit les névroses de l'intelligence, ou primitives, ou consécutives à une perturbation première du système ganglionnaire. Nous n'avons pas à nous occuper de celle-ci, quand elle est primitive et qu'elle constitue une véritable affection mentale.

Nous dirons aussi que les névroses des sens spéciaux de la vie de relation, de la vue, de l'ouïe, etc., ne peu-

vent que rarement subir une heureuse influence d'un
traitement thermal, et que dès lors nous ne saurions
nous en occuper.

Reste donc à étudier celles de ces perturbations qui ont
leur siége dans les centres ganglionnaires, soit qu'elles se
traduisent par une modification fonctionnelle locale, soit
que, par leur irradiation, elles aient un retentissement
plus général. Les premières se distinguent des secondes
en ce qu'elles manquent d'*aura*, et qu'un examen attentif
seul peut les faire distinguer d'une affection qui tient
à une lésion matérielle de l'organe. C'est ainsi que certaines dyspepsies, la pyrosis, l'asthme, des palpitations, etc., ne dépendent que d'une modification dans
l'innervation spéciale de l'organe.

Les névroses qui ont un retentissement général ont
toutes leur point de départ dans une modification ganglionnaire, dont le centre est dans les nerfs hypogastriques,
épigastriques ou sus-diaphragmatiques. Souvent elles paraissent n'avoir aucun siége déterminé, revêtant toutes
les formes, faisant de la vie de ceux qui en sont les vic-
times un supplice de chaque jour, et ne consistant qu'en
une *mobilité* nerveuse désespérante, désignée par quelques auteurs sous le nom de *névrosité protéiforme*. Les
phénomènes par lesquels cette mobilité se traduit varient:
ce sont tantôt des frayeurs, des pleurs, des palpitations,
des anxiétés précordiales, ou épigastriques, ou hypogastriques ; des bouffées de chaleur, des suffocations, des
grincements de dents, des soubresauts, etc., qu'exaspèrent les variations barométriques, l'électricité atmosphé-
rique, etc. Rien n'est précis, déterminé ; la scène varie
chaque jour. Quelquefois l'état spasmodique ne franchit
pas ces limites ; d'autres fois, au contraire, par la permanence de cette susceptibilité, les phénomènes se limitent

à un centre, à un organe, et, s'aggravant par leur influence sur l'organe central de la vie de relation, produisent de nouveaux phénomènes : la privation de sommeil,
l'agitation intellectuelle, et même des irradiations jusque
dans les mouvements et la sensibilité.

Faut-il attribuer tous ces symptômes à une accumula-
tion dans l'un des plexus de cette névrosité qui, n'étant
point destinée à une opération fonctionnelle précise, et
n'ayant point d'issue naturelle, fatigue et opprime celui
qui la subit jusqu'à ce qu'elle se soit fait une issue à tout
prix (Cerise), ou ne faut-il voir qu'un jeu de cette névrosité qui nous est inconnue dans sa nature comme dans
son mode d'action et de réaction? Ou bien ne faut-il
rattacher ces névropathies qu'à un état spécial de toute
l'économie, à une manière d'être de la vie, se traduisant
plus particulièrement par des modifications de l'innervation?

L'hystérie nous présente au complet la série des symptômes spasmodiques, depuis leur point de départ dans
l'un des centres abdominaux (hypogastre), jusqu'aux
phénomènes réflexes ou de contraction, pouvant même
s'accompagner de paralysie.

Il est de ces états spasmodiques dont l'aura est vague,
placé tantôt dans de grandes cavités, tantôt dans toute
autre partie du corps; il en est d'autres qui se produisent
sans aura qui les précède. Au nombre des premiers
nous citerons l'épilepsie; parmi les seconds, la danse de
Saint-Guy, quelques états convulsifs.

Nous ne voulons pas nous occuper des états spasmodiques aigus, tels que tétanos, hydrophobie, etc.

Les phénomènes spasmodiques se reproduisent par
l'imitation, par l'exemple, par le souvenir, et ont un
point de départ différent dans ces cas. Ainsi, la vue de

convulsions hystériques, par l'émotion ou le retentissement sur le système ganglionnaire, suffit pour donner
lieu à une attaque semblable. Le souvenir au contraire
se communique du cerveau aux ganglions abdominaux,
et provoque le même résultat.

On peut donc établir trois grandes classes de névroses :

1° Les névroses ganglionnaires ;

2° Les névroses des sens spéciaux parfaitement limitées.

3° Les névroses de l'organe cérébral ou de l'intelligence.

Phénomènes.

Les phénomènes par lesquels se traduisent les névroses présentent aussi des remarques, suivant qu'ils ont un
caractère de surexcitation ou d'énervement, de faiblesse,
ou de pertubation profonde, c'est-à-dire suivant que la
fonction est exaltée, diminuée ou dénaturée. L'organe du
tact général, par exemple, peut ne pas supporter le
moindre attouchement, ou être insensible à la piqûre
d'une épingle, ou éprouver des sensations bizarres. Ne
voit-on pas aussi le goût préférer les substances les plus
désagréables, et les rechercher avec avidité?

L'étude des névropathies est du plus haut intérêt par les
accidents qu'elles provoquent, qu'elles entretiennent, par
les phénomènes qu'elles développent et qui peuvent
même aller jusqu'à un véritable état cachectique. En effet,
si elles exercent leur action sur la digestion première,
sur l'hématose, la composition du sang ne tarde pas à
s'altérer ; les organes les plus faibles laissent déposer des

éléments hétéromorphes, ou deviennent le siége d'états chroniques ; et ces divers états réagissant l'un sur l'autre, forment un cercle vicieux, dans lequel la vitalité perd peu à peu de sa force de résistance. Ainsi, dans les prédispositions tuberculeuses, si, par le fait d'un état névropathique, le sang perd de ses éléments réparateurs, les organes, sous l'influence d'un stimulus insuffisant, perdent aussi de leur tonicité et laissent plus facilement se déposer la matière du tubercule. Il en est de même si la fonction gastrique est altérée : le chyle de mauvaise nature qui pénètre dans le torrent circulatoire ne fournit pas aux organes un élément réparateur qui puisse les entretenir dans leur état normal. L'affaiblissement partiel ou général est tôt ou tard la conséquence de ces névroses ; peu à peu apparaissent les signes de malaises locaux ou généraux, d'autant plus importants qu'ils proviennent d'un organe ou d'un appareil plus nécessaire au maintien de l'équilibre.

Causes.

Les causes qui président au développement des névroses sont nombreuses et variées. Elles agissent directement sur l'innervation ou primitivement sur des appareils, tels que ceux de la digestion, de la circulation, pour réagir consécutivement sur les nerfs de la vie intérieure ou extérieure. Au nombre des premières il faut citer les habitudes de la vie, l'excès ou le défaut d'exercice, l'abus des excitants propres du système nerveux, les émotions morales, vives, profondes, ou moins actives mais durables. (La chlorose, par exemple, n'est-elle pas quelquefois la conséquence immédiate et instantanée

d'une impression violente? N'en est-il pas de même de
l'épilepsie et de l'hystérie?)—Les chagrins, les excès de
joie, la préoccupation, les travaux trop prolongés et sédentaires ; les secousses, les débilitations profondes, les
privations de nourriture, de sommeil ; les excès de toute
nature, les pertes séminales, les flueurs blanches abondantes, les mauvaises habitudes, les flux considérables,
provoquent ces états anormaux ; on les voit aussi survenir à la suite de maladies chroniques se prolongeant, et
même dans les convalescences des maladies aiguës graves, telles que fièvres de mauvais caractère. Il est encore
des appareils qui agissent plus spécialement sur le système nerveux ; ainsi nous citerons celui de la génération
chez la femme. L'utérus, par le rôle qui lui est assigné,
exerce par voie de *consensus* une action évidente sur
l'innervation, et les maladies de cet organe ou de ses
annexes provoquent des malaises névrosiques locaux
ou généraux dont il est important de connaître le point
de départ.

Les causes que nous venons d'énumérer sont d'autant
plus actives qu'elles s'adressent à un appareil nerveux
plus prédisposé à la surexcitation, dans une organisation
mal équilibrée, surtout si les fonctions plastiques manquent d'énergie. Il est en effet de ces organismes chez
lesquels la plus légère influence donne lieu à des phénomènes qui ne sauraient être en rapport avec la cause qui
les a développés. L'incohérence se manifeste non-seulement dans le rapport de la cause aux phénomènes produits, mais dans celui des phénomènes concomitants,
mais même dans la succession de ces phénomènes, à tel
point qu'on ne peut jamais, par les symptômes observés,
prévoir ceux qui les suivront. C'est surtout en face de
ces prédominances nerveuses, ou naturelles ou acquises,

qu'il faut se tenir constamment sur ses gardes, et qu'on a presque toujours à recommencer une nouvelle lutte quand elle paraît terminée. Ces remarques s'adressent aussi bien aux perturbations du système ganglionnaire qu'à celui de l'axe cérébro-spinal ; et puisque ces deux appareils s'influencent mutuellement par une suite d'actions et de réactions réciproques, ils modifient l'économie et dans ses fonctions premières et dans ses fonctions externes.

Il est souvent difficile de préciser si la modification nerveuse est primitive ou secondaire, si les causes ont directement porté leur action sur le système nerveux, ou si, au contraire, elles se sont exercées sur un appareil qui, plus tard, eu égard à son importance, à la place qu'il occupe dans l'organisme, a réagi sur l'innervation. Et cependant cette distinction est d'autant plus importante qu'elle est le pivot de la médication. Si, en effet, par le fait d'une nourriture insuffisante, d'un malaise utérin, un état névrosique est apparu, ne faudra-t-il pas chercher à préparer les matériaux d'un bon chyle, d'une sanguification suffisante, ou ramener l'utérus à des conditions normales pour voir s'apaiser les phénomènes nerveux? Si, au contraire, l'appareil nerveux lui-même a été directement modifié, la cause première amoindrie ou enrayée, une thérapeutique directement appropriée suffira pour ramener le calme dans la plupart des cas ; à moins que la perturbation n'ait acquis cette importance qui la fait résister à tous les moyens les plus rationnels. Ne voit-on pas la nostalgie la plus grave cesser instantanément par le retour au pays regretté ? Qu'on mette une chlorotique par chagrin dans des conditions opposées ; qu'on lui rende ce qu'elle regrette, qu'on satisfasse ses désirs, et peu à peu, sans autre médication, elle recouvrera la

santé, et le sang, sans préparations toniques ou ferrugineuses, verra la quantité de ses globules revenir ce
qu'elle était auparavant ; tandis qne les moyens phar-
maceutiques et hygiéniques, quelque puissants qu'on les
fasse supporter, resteront inefficaces si cette cause première persiste, si l'épine n'est pas enlevée.

Il est aussi des névroses dont le principe reste inappré-
ciable : c'est un enchaînement de pétites causes, de petits
malaises, qui peu à peu produisent une modification
grave. Dans ces cas, l'examen des organes, des fonctions,
de l'hygiène, en un mot, pourront permettre de décou-
vrir le point de départ de l'état anomal. Souvent un état
diathésique, un principe diathésique, avant d'avoir pu
trouver son lieu d'élection, se traduit par ces névropathies locales ou générales, ces perturbations fonctionnelles vagues, mobiles même, qui ne cèdent que lorsque
la diathèse s'est franchement montrée sous la forme de
la lésion caractéristique. La goutte, le rhumatisme, les
manifestations herpétiques ne nous en offrent-ils pas
chaque jour des exemples? D'autres fois, au contraire,
c'est la disparition imprudente de ces manifestations extérieures qui provoque ces malaises nerveux, qui ne ces-
sent que lorsqu'on est assez heureux pour ramener l'affection supprimée. Il en est de même de certains flux,
des hémorrhoïdes, de l'écoulement menstruel, etc.

Marche.

Quelle est la marche des névroses? La prédominance
nerveuse morbidement établie, ainsi que nous l'avons dit,
réagit sur les autres appareils de la vie de relation et de
la vie intime, et tôt ou tard affecte les fonctions plas-

tiques. Il est cependant une observation à présenter :
c'est que celles qui frappent plus particulièrement le
centre céphalo-rachidien, qui se traduisent par des phénomènes réflexes, arrivent à ce résultat beaucoup plus
lentement que celles qui ont pour pivot le système ganglionnaire. Ces états névrosiques peuvent peu à peu
s'user, suivant le langage vulgaire, ou, par le fait de la
modification des fonctions plastiques, devenir la cause de
perturbations générales, et plus tard d'une véritable cachexie, soit par la diminution de la résistance vitale, soit
par la production de phénomènes organiques plus ou
moins variés, plus ou moins graves.

Forme.

Ces états névrosiques revêtent la forme intermittente et
surtout rémittente, commé toutes les maladies qui ont
pour support le système nerveux. L'intermittence est
parfois régulière, franche ; le malade se croit complète-
ment guéri ; plusieurs jours, des semaines se passent,
puis tout à coup le mal reparaît avec sa violence ordinaire,
sans qu'une cause nouvelle ait pu le rappeler. Le plus
souvent c'est une rémittence avec exacerbation régulière
ou irrégulière : l'hystérie, l'épilepsie, etc., en fournissent
souvent des exemples. Il est à remarquer que peu à peu
les intervalles diminuent, que les accès se rapprochent
au point d'acquérir une fréquence très-grande. Ce n'est
pas seulement aux névroses qui affectent la forme d'accès
que cette observation est applicable, c'est à tout état névrosique, dans quelque appareil qu'il ait son siége, quelle
que soit la fonction qu'il compromette.

A quel signe particulier reconnaîtra-t-on une névrose

et la distinguera-t-on d'une modification matérielle de
'organe ou de l'appareil ? En un mot quels sont les phénomènes caractéristiques de toute névrose ?

Diagnostic.

La réponse à cette question n'est pas facile dans tous les
cas, et il est certainement un grand nombre de circonstances dans lesquelles le tact seul du praticien vient l'aider
dans son diagnostic. Nous avons vu les formes d'éréthisme,
de débilitation et de perturbation sous lesquelles se présente toute lésion fonctionnelle ; mais souvent aussi une
affection provenant d'une modification matérielle de l'organe peut affecter les mêmes apparences. Ainsi combien
de fois n'a-t-on pas regardé de véritables névroses du ventricule comme provenant d'une phlogose aiguë ou chronique de cet organe ! Que de douleurs hystéralgiques
musculaires n'a-t-on pas fait dépendre d'une prétendue
myélite ! Aussi, si, dans certains cas, il est facile se prononcer, il en est dans lesquels on ne peut le faire sûre-
ment qu'en s'entourant de tous les renseignements antécédents et en observant attentivement la marche de
la maladie et ses phénomènes. L'examen de l'organe peut
fournir des signes importants. L'auscultation, la percus-
sion, le palper, indiquent une lésion matérielle, un état inflammatoire ou congestif ; il en est de même des sécrétions comme des excrétions. La persistance de la modification locale ou son état transitoire éclaireront aussi ; la
violence des accidents ne se liant pas à une perturbation
rationnelle des autres systèmes, leur instantanéité, l'incohérence des malaises entre eux écarteront du diagnostic une affection aiguë ou chronique matérielle, surtout si

on tient compte de l'état antérieur, du tempérament, de la constitution, de l'idiosyncrasie, des causes. Ainsi, que, sous une impression vive, une femme hystérique ou très-nerveuse perde instantanément la voix : cette aphonie ne sera regardée que comme une manifestation névrosique partielle, et non comme due à une lésion des organes de la phonation. Que tout à coup il survienne une dyspnée violente, avec menace de suffocation, sans état fébrile : si l'examen du poumon ne fait distinguer que quelques râles, un sifflement bronchique, ou une résonnance emphysémateuse, loin de constater une lésion pulmonaire assez sérieuse pour justifier d'aussi graves phénomènes, on ne reconnaîtra qu'une modification fonctionnelle, une névrose de l'organe, un état asthmatique, etc.

Il en sera de même pour les névroses générales : qui confondrait la chlorose avec un état cachectique, ni même avec une débilitation profonde simple? Quant à celles qui affectent la contractilité et la sensibilité musculaire externe ou de la vie de relation, il est aussi des cas où les symptômes n'acquièrent ni assez de vigueur ni assez de franchise pour trancher la question. Peu à peu, il est vrai, tout se dessine et la maladie revêt une forme qui ne permet plus les hésitations ; mais comme c'est le début qu'il est le plus nécessaire de connaître pour enrayer le progrès du mal, on aura recours aux moyens d'investigation que nous avons indiqués et qui, seuls, pourront aider le diagnostic.

Les névroses affectent les hommes comme les femmes ; les jeunes filles au moment de la puberté, sous une forme souvent spéciale, la chlorose, la chorée, l'hystérie ; dans le bas âge, elles sont moins fréquentes. Les femmes, surtout dans les grandes villes, y sont cependant plus sujettes, ce qui tient à leur organisation plus impressionnable et aussi à leurs habitudes sédentaires, aux veilles, aux fatigues de toute nature, au nombre desquelles il faut noter les grossesses et l'allaitement, causes de débilitation quand elles ne s'entourent pas des précautions suffisantes. Dans les campagnes, où ces moyens de débilitation existent à un moindre degré, où la femme vit à peu près de la même vie que l'homme, les névroses sont plus rares, sans cependant être nulles. On comprend dès lors que, dans toutes ces organisations prédisposées à la longue, l'âge n'apporte qu'un surcroît de fatigue, et que les mêmes causes entretenant les mêmes prédispositions, les névroses se remarquent dans l'âge mûr et même dans la vieillesse. Il faut pourtant le dire, la ménopause, par l'extinction des fonctions de l'utérus, enlève une source de stimulations; souvent aussi elle provoque une source de nouveaux malaises, de perturbations nouvelles.

Les hommes sont moins sujets que les femmes, toutes choses égales d'ailleurs, à ces prédominances nerveuses. Là aussi le genre de vie, les préoccupations d'affaires, les émotions, les commotions politiques, les travaux sédentaires viennent faire dévier la règle; de même que tout ce qui peut, en général, devenir le point de départ d'une excitation générale, lente et prolongée, ou courte et violente.

Traitement.

Dans le traitement de toute névrose, on devra rechercher :

1° Sa cause ;

Si elle est primitive ou consécutive à une affection locale aiguë ou chronique;

2° Son siége ;

3° Son caractère de surexcitation ou de dépression, de perturbation ;

4° Sa forme continue, rémittente ou intermittente ;

5° La diathèse sous l'influence de laquelle elle s'est déterminée ;

6° L'influence qu'elle a exercée sur les fonctions plastiques, sur l'état du sang.

A. La cause connue, il faudra s'efforcer de la faire disparaître, si la chose est possible. Si la névrose est consécutive, l'affection qui l'a provoquée amènera, par sa terminaison, la diminution ou la cessation de l'état nerveux. S'il survit à la cause, les moyens qui agissent directement sur l'innervation seront indiqués.

B. 2° Quant à son siége, on sait qu'il est des agents plus spéciaux contre certains troubles, suivant qu'ils prennent leur point de départ dans les ganglions thoraciques, épigastriques ou hypogastriques, ou dans l'encéphale même, ou dans les nerfs des organes spéciaux.

C. 3° La surexcitation ou la dépression exigent aussi une thérapeutique particulière ; les stupéfiants, les calmants même, ou les stimulants, les toniques, les excitants propres du système nerveux.

D. 4° La forme intermittente ou rémittente a son spécifique dans le quinquina, les amers, les toniques, etc.

E. 5° Si on a reconnu une influence diathésique, une métastase, on cherchera à combattre la diathèse par des spécifiques, ou à rappeler la manifestation qui a précédé l'apparition de l'état nerveux par les révulsifs, les dérivatifs.

F. 6° Enfin, on associera aux agents propres à agir sur l'innervation ceux que réclamera l'état général de l'organisme.

Le traitement des névroses doit donc être varié d'apres toutes ces considérations.

G. L'électricité à courants intermittents est souvent employée avec succès, soit comme moyen de modification générale, soit comme agents local contre quelques phénomènes. Ainsi elle diminue ou dissipe les douleurs myosalgiques (douleurs des muscles superficiels), si fréquentes dans l'hystérie, soit aux membres, soit sur le tronc. Mme Briquet a adopté cet agent dans ces circonstances et en a retiré des résultats remarquables.

H. Outre les moyens dont nous avons parlé, il en est qui ont pour effet de répartir plus également la névrosité, en exerçant ou développant les organes les plus faibles ; dans ce nombre se trouvent une gymnastique bien entendue, le massage, les frictions générales. Dans les névroses qui dépendent d'un état du système ganglionnaire, l'hydrothérapie, par son action dérivative sur la peau, les sulfureux, par leur impulsion périphérique et tonifiante dans tous les cas, peuvent rendre de grands services.

Nous avons dit que par leur persistance les névropathies avaient une influence profonde sur la vie de nutrition, que l'éréthisme comme l'énervement s'accompagnaient d'une débilitation radicale, en un mot que les grandes fonctions présentaient à leur tour des phénomènes de perturbation notables, indices d'un affaiblissement progressif qui réagit sur l'élément nerveux, pour augmenter sa prédominance. La médication sulfureuse est sans aucun doute celle qui *remontera* le plus facilement l'économie, et qui, par son action périphérique, dégagera les nerfs de la vie intérieure, en amenant une répartition plus égale de l'action nerveuse. L'eau de Saint-Sauveur, ainsi que nous l'avons assez longuement développé, joignant à ces agents de stimulation et de tonification des éléments

sédatifs qui la rendent tolérable, alors que l'organisme
ne saurait supporter une excitation franche; l'eau de
Saint-Sauveur, disons-nous, doit être préférée pour ses
conditions spéciales, et ses effets sont d'autant plus remarquables que les malades ne réclament son usage qu'a-
près s'être inutilement adressés à tous les moyens que
présente la thérapeutique, et par ces essais, ces tâton-
nements, avoir aggravé une situation déjà depuis longtemps persistante.

Les déplacements, l'éloignement des affaires, les distractions, le grand air, les excursions à pied, en voiture, à
cheval, le changement de nourriture, en un mot la rup-
ture avec toutes les habitudes ordinaires de la vie ne
doivent-elles pas entrer pour une part dans les impres-
sions que perçoivent les organes de l'intelligence et des
émotions?

C'est surtout dans ces névropathies, ainsi que nous
l'avons déjà dit, que l'on doit reconnaître à nos eaux une
action spéciale, ainsi que le prouvent les observations que
nous allons rapporter; action qui ne dépend pas seulement du principe sulfureux, puisque les mêmes résultats
ne peuvent être obtenus par d'autres eaux d'une sulfuration égale, mais qu'il faut attribuer à *l'ensemble* des
conditions qui font d'une eau minéro-thermale une unité
en rapport avec un état particulier de l'organisme.

Les limites que je me suis imposées dans ce travail ne
peuvent me permettre de m'étendre longuement sur chacune des manifestations spéciales de l'état nerveux. J'ai
cru devoir me borner à quelques généralités sur les névropathies, et leur traitement par les eaux de Saint-Sauveur. Les observations qui suivent viendront justifier, je
l'espère, les principes que nous avons émis sur leur efficacité.

17ᵉ OBSERVATION.

*Débilitation profonde. — Névropathie générale. —
Semi-chlorose.*

Mˡˡᵉ ... seize ans, grande, svelte, d'une constitution
peu résistante, douée d'un tempérament lymphatique
nerveux, a toujours eu une santé délicate. Son père,
lymphatique aussi et rhumatisant, ne présente rien de
particulier dans l'état de sa santé; sa mère, lymphatique
et névropathique, a éprouvé dans sa jeunesse des malaises hystériformes. Mˡˡᵉ ... a eu diverses névropathies,
des points névralgiques, puis une gastralgie que rien n'a
pu combattre et qui s'est usée d'elle-même vers l'âge de
douze ans; l'affaiblissement est survenu peu à peu, avec
concomitance d'un état chlorotique, d'autant plus tenace
que les toniques n'ont jamais été tolérés, avec des phénomènes hystériformes, syncopes, points douloureux, épi-
gastralgie. Vu l'insuffisance de tous les traitements et les
persistances des malaises, on la dirige sur Saint-Sauveur (1856), dans les premiers jours de juillet.

A son arrivée, nous constatons l'état suivant : crois-
sance prononcée, pâleur du visage, faiblesse musculaire
très-grande, débilitation profonde qui ne permet pas la
marche; à la suite d'une promenade, grande fatigue,
malaises précordiaux assez fréquents, quelquefois accom-
pagnés de syncopes; digestion lente, difficile; dyspepsie,
battements de cœur, léger bruit de souffle artériel; menstruation assez normale, flux peu abondant d'un sang

peu riche; l'époque menstruelle accompagnée d'exacerbation des malaises, de fatigue; sommeil assez bon
cependant.

Les toniques et les amers ne sont pas plus tolérés
que l'eau sulfureuse. Mlle ... est mise à l'usage de bains
à 33° pendant dix minutes, au début, et avec des intervalles de repos très-fréquents; un bain tous les deux
jours, puis tous les jours. Peu à peu les forces repren-
nent, mais à un faible degré; vers la fin du traitement,
Mlle ... peut supporter le bain pendant un quart d'heure,
mais ne peut jamais aller au delà. Après vingt bains pris
dans l'espace de trente-six jours, sans autres phénomènes
que quelque dyspepsie, un peu de dyspnée à l'époque
menstruelle, Mlle ... est dirigée sur Bagnères-de-Bigorre
pour essayer quelques douches jumelles sur tout le
corps.

Dans l'espace de vingt-cinq jours, on prend dix douches d'une et de deux minutes; les forces ne reparaissent
pas, malgré les promenades au grand air et toujours en
voiture, et un régime aussi nourrissant que faire se
peut.

Enfin Mlle ... va passer un mois à la campagne, peut
monter à cheval, et commence à ressentir les bons effets
du traitement; l'appétit se prononce, les digestions s'accomplissent facilement et les forces reviennent; et, à son
arrivée à Paris, Mlle ... est transformée. L'hiver se passe
avec des retours de malaise, il est vrai; mais cependant
les veilles, les bals n'amènent pas trop de fatigue, et ce
qui était impossible l'année d'avant est facile aujourd'hui.
On décide un second voyage à Saint-Sauveur.

Le 20 juillet, on y arrive après des fatigues, des chagrins, et dans de moins bonnes conditions qu'on ne l'aurait
désiré. Le traitement, comme l'année précédente, consiste

en bains courts d'abord, dix minutes, puis plus longs jusqu'à quinze à dix-huit minutes, et toujours à 33°. Comme la famille se trouvait pressée par le temps, on ne peut toujours prendre le repos nécessaire, et les bains sont continués presque tous les jours. Tout se passe très-régulièrement.

Au vingtième bain, Mlle ... fait un faux pas dans sa chambre, suivi d'une douleur obtuse à l'articulation tibio-tarsienne ; deux jours après, douleur violente à l'articulation supérieure du péroné, pouvant faire redouter une fracture qui heureusement n'existait pas. Une friction calmante ayant rapidement dissipé la douleur, Mlle ... continue à se baigner, mais dans de moins bonnes dispositions. Les règles viennent naturellement, et deux jours après leur cessation, tout à coup, sans phénomènes précurseurs, lipothymie qui se prolonge pendant deux heures, malgré l'emploi de tous les moyens antispasmodiques et stimulants; contractions des muscles du front et des lèvres, sans réveil, et suivi de syncope plus profonde, chaque fois qu'on cherche à faire inspirer un excitant. Pouls faible, mais régulier, sensibilité de la peau se traduisant par un froncement de sourcil à chaque pincement. Tout à coup, retour à la connaissance, mais douleur d'une violence excessive à la région précordiale, avec contractions spasmodiques du diaphragme, imitant le hoquet; puis diminution de la douleur, suivie d'une nouvelle scène lipothymique : alternatives de douleur précordiale et de lipothymie; de onze heures du soir à sept heures du matin, sommeil; et au réveil retour des accidents. Comme la malade n'avait jamais pu supporter la diète, l'alimentation était toujours maintenue.

Pendant dix jours cet état s'est prolongé, résistant à tous les moyens dérivatifs, révulsifs, antispasmodiques,

calmants; ventouses sur tout le corps et à la région précordiale, sinapismes et vésicatoires aux mêmes lieux,
frictions, bains calmants, valériane, etc., gommes fétides.
Le sulfate de quinine seul, que la famille redoutait
comme ayant toujours été mal supporté, a enfin éloigné
et puis dissipé les accès ; ou se sont-ils usés d'eux-
mêmes ?

La convalescence s'est prolongée jusqu'à la fin de
septembre, avec quelques retours de douleurs précordiales
ou lipothymiques, mais de peu de durée. Mlle ... est
allée passer une quinzaine de jours sur le bord de la
mer, puis à la campagne ; les forces sont revenues, et
l'hiver l'a trouvée dans les meilleures conditions : les fatigues, les veillées, les danses ne l'ont pas éprouvée, et
depuis, à part quelques malaises intercurrents, Mlle ...
a encore grandi, pris de l'embonpoint et s'est parfaitement
portée, sans retour de crises névropathiques ; ayant
acquis l'énergie et les forces en rapport avec son âge et
son développement.

Cette observation nous présente des remarques très-in-
téressantes. Sans parler de l'état antérieur chlorotique et
névropathique, le traitement sulfureux, dirigé avec une
grande prudence, avait, après un ou deux mois de repos,
produit une amélioration évidente dans cette santé si
délicate, puisque Mlle ..., qui ne pouvait faire la plus
petite promenade sans éprouver une fatigue énorme à
son arrivée, avait joui pendant l'hiver des distractions du
monde, telles que bals, spectacles, etc. A son retour à
Saint-Sauveur, les conditions étaient bonnes en apparence ; mais des préoccupations, des chagrins de famille
avaient exalté l'impressionnabilité naturelle. Un faux pas,
sans distension sensible de l'articulation, met en jeu le
principe névropathique ; puis tout s'apaise, et ce n'est que

dix jours après, alors que la susceptibilité nerveuse est
réveillée par l'époque menstruelle, que les scènes névropathiques apparaissent à forme syncopales ou précordiales (névrose ganglionnaire réagissant sur l'encéphale),
alternatives, réfractaires aux moyens thérapeutiques, jusqu'au moment où une légère rémittence permet d'employer les préparations quiniques, qui exercent une action
favorable sur ces jeux de l'innervation. Les crises se
seraient-elles usées d'elles-mêmes? La réponse est difficile.

Les perturbations nerveuses ont persisté pendant un
mois sous forme de faiblesses, de légères et courtes
syncopes; mais les promenades, les voyages ont fait
cesser tous ces accidents, qui n'ont plus reparu depuis
cette époque.

Le développement normal s'est effectué, la santé s'est
raffermie; et maintenant, à trois ans de ce moment,
Mlle ... jouit d'une santé parfaite, mais aura toujours
une prédisposition aux névropathies, surtout sous l'influence de causes morales.

18ᵉ OBSERVATION.

Principe rhumatique. — *Surimpressionnabililé nerveuse
par fatigue.* — *Hémiplégie.*

M..., est âgé de trente-huit ans, d'une grande
taille, d'un embonpoint suffisant, d'une constitution forte,
d'un tempérament très-nerveux et bilieux; son père était
rhumatisant, sa mère très-nerveuse. La santé a toujours
été bonne; jusqu'à quinze ans, par précaution, on a abusé

des purgations, lui en administrant tout les trois mois à
peu près. Vers dix-huit ans, apparition d'un rhumatisme
articulaire aigu, plus prononcé du côté gauche, qui n'a
été que passager et a cédé à un traitement antiphlogistique. Puis sont survenues des névralgies oculaires et
frontales, qui ont disparu; puis des extinctions de voix
dues probablement à une fatigue occasionnée par la pré-
dication, ou à des refroidissements. M..., par des
excès de travail, a surexcité l'innervation, qui n'était que
trop prononcée, et s'est amené des fatigues consécutives.
Il y a dix-huit mois, deux doigts de la main gauche se
sont trouvés paralysés tout à coup, mais modérément,
puis le bras, les pieds et tout le côté droit, M... con-
tinuant ses travaux, puis la joue, les lèvres, les paupières
et la langue. Cet état a persisté pendant plusieurs mois.
Dès ce moment et pas avant, fatigues de tête extrêmes et
douleurs syncipitale et frontale avec sensation d'astriction,
surtout pendant le travail, que M... ne discontinuait
que rarement. Depuis l'invasion de l'état paralytique, diminution de la mémoire des noms.

Les digestions ont toujours été lentes et accompagnées
d'une somnolence.

M..., d'après les conseils, a pris du repos, tout d'a-
bord, a entrepris des promenades, des voyages, enfin a
suivi un traitement marin. Peu à peu les accidents para-
lytiques se sont amendés, sans cependant se dissiper
complétement. Les bains de vapeur pris en janvier dernier n'ont pas réussi. Pendant les fortes chaleur du commencement de l'été, M... se croyait complétement
guéri, mais depuis le rafraîchissement de la température,
la faiblesse à gauche a reparu. M... arrive à Saint-Sauveur vers la fin de juillet 1859. On ne constate que la faiblesse de tout le côté gauche, sans paralysie évidente. Il

commence le traitement par des bains à 33° 50 centigrades de vingt à vingt-cinq minutes, avec lavage du
front et du visage avec de l'eau plus fraîche. Il boit tous
les matins un, puis deux verres d'eau de la source, et se
gargarise trois fois par jour.

Le traitement, parfaitement toléré, est interrompu au
quinzième bain ; après une absence de huit jours,
M... le reprend et le fait exactement. Mais vers la fin
apparaissent quelques douleurs intestinales, avec selles
sanguinolentes et inappétence. Le repos et du diascor-
dium, du bismuth, suffisent pour faire cesser ces phénomènes, et à son départ, après avoir pris vingt-deux bains
bains et bu pendant vingt-cinq jours deux verres, M... se
dit parfaitement bien : les forces sont revenues, à gauche
comme à droite ; les céphalalgies ont disparu.

Il va à Biarritz, où dix-huit bains de mer le mettent
dans un parfait état de santé.

Cette observation nous présente à considérer : 1° l'existence d'un principe rhumatique héréditaire qui apparaît
vers l'âge de dix-huit ans ; 2° une grande fatigue, une
surexcitation nerveuse ; 3° enfin une paralysie de tout le
côté gauche sans phénomènes cérébraux précurseurs.
Les bains de mer, de vapeur, ont réussi contre cette névropathie, probablement de cause rhumatismale, et enfin
les bains de Saint-Sauveur ont paru amener la guérison,
qu'une saison à Biarritz n'a fait que confirmer. (Il faut
noter que dès le bas âge, M... avait l'habitude des bains
de mer.)

19e OBSERVATION.

Névropathies locales, puis catalystiformes.— Principe rhumatique.

Mme ..., trente-six ans, cheveux châtains, taille petite, constitution très faible, tempérament nerveux, ne présente rien à noter du côté paternel, mais des névralgies et des migraines du côté maternel; elle-même a eu une santé très-délicate, sans avoir jamais été sérieusement malade, et a commencé à dix-sept ans à être sujette à des migraines qui ont persisté jusqu'à vingt-deux ans.

La menstruation est normale. Mariée à vingt ans, Mme ... a eu une première grossesse immédiatement, assez difficile, qui a été suivie d'une rétroversion utérine s'accompagnant de vomissements et de céphalalgies qui ont persisté pendant cinq ans; elle a gardé durant quatre mois le repos au lit, pendant lesquels on a pratiqué quelques cautérisations. Deuxième grossesse; après l'accouchement, perte extrèmement abondante, avec syncopes, et suivie d'une débilitation profonde; nouveaux accidents du côté de l'utérus.

Depuis deux ans, malaises considérables; retour de l'affection utérine pour la troisième fois, il y a un an et demi, qui nécessita de fréquentes cautérisations pendant six semaines; en même temps, engorgement du foie et crises névralgiques partant de l'hypocondre droit et de l'épigastre. En juillet dernier, l'une de ces crises a été suivie d'une syncope qui a duré trois jours. Ces crises

11

se sont renouvelées tous les mois depuis cette époque, toujours avec syncopes, mais beaucoup plus courtes; quelques heures seulement. Alors sont survenues des migraines et des douleurs dans les membres, alternant avec les crises. Les règles, très-abondantes et pâles, revenaient tous les quinze jours ; maintenant elles se sont régularisées, s'accompagnant de douleurs et de malaises, mais sans les crises, qui n'ont plus reparu depuis le mois de janvier. Il existe toujours une douleur vers l'hypocondre droit.

L'affection utérine a persisté jusque dans ces derniers temps sans jamais donner lieu à des phénomènes particuliers. Du reste, marche facile, peu d'appétit, digestion naturelle, battements de cœur et bruit de souffle prononcé.

L'hydrothérapie a rendu de grands services; elle a éloigné les crises et les a enrayées même ; le quinquina, le fer, ont été aussi mis en usage. Depuis un mois ces traitements ont été interrompus, et Mme ... a été envoyée à Saint-Sauveur pour faire usage des eaux. Nous constatons à son arrivée l'existence d'une coloration foncée sur une grande partie du visage ; une mobilité nerveuse avec tendance à des malaises névrosiques, que redoute beaucoup la malade ; une faiblesse due aux ébranlements produits par les crises et les syncopes, état cataleptiforme. Nous conseillons le traitement suivant : 1° se baigner tous les jours dans de l'eau à 33°; 2° boire un demiverre, puis un et jusqu'à deux verres d'eau sulfureuse coupée avec une infusion de tilleul; 3° tous les deux jours, puis tous les jours, prendre une douche vaginale de trois, puis cinq, jusqu'à dix minutes ; 4° boire au repas de l'eau ferrugineuse de Saligos ; 5° enfin, faire au sortir du bain une friction générale avec de la teinture de quinquina.

Ce traitement est régulièrement suivi sans fatigue, sans interruption. Pendant les deux mois que Mme ... a séjourné à Saint-Sauveur, elle a pris trente deux bains et vingt-cinq douches, avec repos assez fréquents. Les forces sont revenues, ont permis des excursions, des promenades à âne quotidiennes ; pas de malaise ; la douleur de l'hypocondre droit s'est dissipée ; l'époque menstruelle s'est passée sans traces de crises ni d'état nerveux ; la coloration du visage a notablement diminué ; le teint est revenu, et à son départ Mme ... se disait en parfait état. Nous avons appris que sa santé s'était maintenue et qu'aucun accident n'était revenu.

La santé de Mme ..., sans avoir été ébranlée dans son enfance, présente l'apparition de migraines héréditaires dès l'âge de dix-sept ans ; puis, à la suite de couches, des malaises de l'utérus avec lésions matérielles ; puis enfin des crises hépatalgiques alternant avec les migraines, se renouvelant fréquemment et s'accompagnant d'un état syncopal cataleptiforme pendant plusieurs heures et même plusieurs jours, se reproduisant surtout aux époques menstruelles. Cet état névropathique, né sous l'influence de la diathèse (rhumatique) qui avait produit les migraines, entretenu par l'affection utérine, et ayant amené un état semi-chlorotique, est combattu assez efficacement par une médication tonique et hydrothérapique. Cependant, à l'arrivée à Saint-Sauveur, la mobilité nerveuse était très-prononcée, et Mme ... redoutait l'apparition d'une crise. Grâce à un traitement assez long, il est vrai, et au genre de vie nouveau pour la malade, la prédisposition névropathique s'est éteinte peu à peu, et depuis cette époque Mme ... a joui d'une bonne santé.

20ᵉ OBSERVATION.

Névropathie hystériforme.— Irrégularité menstruelle.—
Epistaxis. — Coryza supplémentaire.

Mᵐᵉ ..., âgée de vingt-quatre ans, taille moyenne,
embonpoint moyen, d'une constitution faible, d'un tempérament lymphatique nerveux, a joui d'une bonne santé
pendant son enfance, sans jamais avoir été très-forte.
Celle des parents ne présente aucune considération. A
quinze ans les règles s'établissent très-normales ; depuis
cette époque, la menstruation a été très-irrégulière, re-
paraissant tous les deux, trois, quatre, six, sept mois, et
remplacée par des épistaxis supplémentaires quelquefois
très-abondants, et par des flux coryzoïdes fréquents et
de courte durée. Mariage à vingt et un ans.

A plusieurs reprises on a cru à l'existence d'une grossesse, et ce n'était qu'une illusion. A cet état menstruel
se sont ajoutés une semi-chlorose, de la dyspepsie, des
douleurs lombaires, des battements de cœur fréquents,
sans bruit anormaux ; sensation de boule hystérique très-
fréquemment, puis crises hystéralgiques, étouffements,
malaises généraux, crainte, défiance, tristesse. Depuis
quatre mois à peu près, Mᵐᵉ ... éprouve un besoin de repos qui provient de la crainte de provoquer des malaises.
Toutes les autres fonctions sont en bon état. Céphalalgie
violente.

On n'a rien trouvé du côté de l'utérus, si ce n'est une
sensibilité excessive du vagin et du col, avec cuisson et
douleurs vers la vulve.

Le fer, pendant plusieurs années, n'a produit aucune amélioration ; puis Mme ... a fait usage de l'homœopathie, puis pris des bains par immersion dans de l'eau froide, suivis de frictions sur les reins ; le tout sans grand succès. Elle arrive à Saint-Sauveur vers le milieu de juillet 1858.

Nous constatons l'état que nous venons d'exposer, et nous prescrivons à Mme ... des bains quotidiens à 34° cent., des douches ascendantes vaginales de trois à dix minutes progressivement tous les deux jours, puis tous les jours. En même temps, boisson de l'eau de l'établissement de un quart de verre à deux verres. — Ce traite-ment est facilement supporté. — Les épistaxis ont dimi-nué de fréquence et d'abondance à l'époque menstruelle. La marche est devenue plus facile, sans grande amélio-ration cependant dans les douleurs lombaires. Peu de cé-phalalgie ; appétit régulier. Mme ... quitte Saint-Sauveur après une station de cinq semaines, ayant pris vingt-quatre bains, dix-huit douches et bu pendant vingt-cinq jours.

Je lui conseille d'aller passer quinze jours à Bagnères-de-Bigorre pour prendre des douches écossaises de deux, trois à huit minutes. Mme ... suit ce conseil et prend dix douches. Rentrée chez elle, elle recommence l'hydrothé-rapie, devient enceinte, ce qui était son désir le plus vif. La grossesse et l'accouchement sont faciles, et Mme ... nourrit aujourd'hui son enfant et jouit d'une bonne santé.

Il est à remarquer que les traitements variés n'ont pu régulariser la menstruation.

Cet état névropathique, qui paraissait avoir son point de départ vers les organes de la génération, s'est amendé par le fait de la grossesse ; les bains sulfureux, les injec-tions, la boisson, les douches générales, puis l'hydro-thérapie (autrefois inutile) ont paru exercer une action favorable sur l'utérus, bien cependant que la menstrua-

tion ne se soit pas régularisée. Cette observation est intéressante sous le rapport de la fonction supplémentaire
(épistaxis, coryza) et des phénomènes névropathiques.

21ᵉ OBSERVATION.

Névropathie précordiale, puis ventriculaire. —
Débilitation profonde.

Mˡˡᵉ ... est âgée de dix-huit ans, d'une taille moyenne,
cheveux noirs, d'une constitution assez résistante, sans
force ni faiblesse, d'un tempérament nerveux. Son père,
très-impressionnable, est sujet à des flux hémorrhoïdaux.
Sa mère s'est toujours bien portée, à part des gastralgies
assez fréquentes, qui tiennent probablement à une débilitation résultant de couches répétées.

D'un caractère assez bizarre, sujette tantôt à de la
tristesse et de l'ennui, d'autres fois à des excès de folle
gaieté sans raison, Mˡˡᵉ... n'a eu qu'une rougeole à huit
ans. La menstruation vers quatorze ans a été difficile, dou-
loureuse, s'accompagnant de fatigues générales ; à dix-huit
ans, c'est-à-dire il y a deux ans, vive douleur précordiale, s'irradiant vers la partie supérieure de la poitrine, et augmentant par la course, la montée. Cette douleur, après avoir
persisté pendant six mois, à différentes reprises, s'est
éteinte sans qu'on puisse savoir à quelle cause attribuer
sa disparition (on avait employé la digitale, la valériane,
les éthers). Les inégalités dans le caractère persistent ;
cependant la santé paraît assez bonne. Après quatre mois
de repos, le matin à jeun, Mˡˡᵉ... éprouve quelques envies
de vomir, puis des vomissements de mucosités suivis de

grande faiblesse. Ces phénomènes se présentent tous les
huit et dix jours, puis suivent une marche irrégulière. Peu
à peu la faiblesse apparaît, le sommeil se trouble, devient
agité; l'appétit diminue, la tristesse augmente. Les vomissements, après avoir persisté pendant six mois, s'ar-
rêtent; mais l'inappétence, la fatigue se prononcent, et,
après avoir fait l'essai des bains sulfureux factices, Melle...
est dirigée sur Saint-Sauveur, 1856.

A son arrivée, Mlle... paraît épuisée par la fatigue de
la route; la pâleur du visage coïncide avec un amaigrissement et une débilitation notables; le sentiment de tristesse est permanent, avec constrictions vers les hypocondres; les digestions sont assez difficiles, mais l'inappétence est telle qu'il faut que Mlle... fasse tous ses efforts
pour la vaincre; en même temps constipation prononcée.
La menstruation est assez régulière, mais peu abondante et
d'un sang assez pâle, les facultés intellectuelles comme
la motilité ou engourdies ou surexcitées, la marche assez
facile; le cœur comme les organes pulmonaires sont dans
des conditions normales. De temps en temps on entend
un léger souffle carotidien. Le sommeil est souvent interrompu par des cauchemars.

Mlle ... est soumise à l'usage des bains de 33° d'un
quart d'heure d'abord, prolongés tous les jours de une à
deux minutes; d'un quart de verre d'eau de l'établissement en boisson, coupée avec la même quantité d'une
infusion de tilleul. Le traitement est facilement supporté;
les bains d'une demi-heure, avec friction de teinture
d'arnica sur tout le corps, immédiatement après, et un
verre de boisson ne provoquent aucun malaise; je fais
ajouter à ces moyens de l'eau ferrugineuse aux repas, à
partir du quinzième jour. Enfin après avoir séjourné sept
semaines, pris trente bains, et bu pendant trente-cinq

jours jusqu'à deux verres, et une bouteille d'eau ferrugineuse par jour, Mlle ... part dans l'état suivant : la
coloration de la peau est meilleure, les forces reviennent,
et Mlle... désire même faire des excursions, qui ne sont
pas suivies de fatigue appréciable. La disposition morale
est meilleure, la vivacité plus égale; l'appétit est parfaitement revenu (quelques douches en lavement avaient
diminué la constipation et débarrassé les gros intestins).
Le sommeil, interrompu dans le principe, est meilleur,
moins agité; tout fait espérer qu'au moyen des précautions hygiéniques cette amélioration continuera. Nous
avions conseillé à Mlle ... de revenir à la prochaine
saison; ne l'ayant pas revue, nous pensons que la guérison ne se sera pas fait attendre.

Mlle ..., par l'impressionnabilité de son père et les
gastralgies de sa mère, se trouvait prédisposée aux névropathies. Les inégalités de caractère dès l'enfance n'é-
taient qu'une de leurs manifestations. Les troubles de la
menstruation, par la surexcitation du système nerveux,
n'ont fait qu'accroître cette prédisposition, qui a éclaté
sous forme de douleurs précordiales, puis de vomissements tenaces, avec débilitation consécutive profonde, et
le cortége des phénomènes qu'elle entraîne à sa suite. La
médication sulfureuse, essayée, factice d'abord, puis naturelle à Saint-Sauveur, a réussi à enrayer les accidents,
à dissiper les malaises, aidée par les ferrugineux, par des
frictions excitantes. Quelques douches intestinales, en
débarrassant l'intestin, ont facilité leur action; et après
un traitement assez long, nous avons eu la satisfaction
de voir Mlle ... partir en bonne voie de guérison.

22ᵉ OBSERVATION.

Névropathie gastralgique. — Fausses couches répétées.
— Grossesse.

Mᵐᵉ . . . , vingt-trois ans, taille ordinaire, pas d'embonpoint, constitution moyenne très-résistante, tempérament nerveux très-lymphatique. Constitution et tempérament maternel exagéré. Réglée à quatorze ans, elle
s'est mariée à vingt, sans avoir jamais été malade. La
menstruation a toujours été très-régulière. Depuis le mariage, quatre fausses couches vers le quatrième mois (la
dernière a eu lieu il y a dix-huit mois), sans phénomènes précurseurs, sans cause, et malgré les plus grandes
précautions. L'impressionnabilité de Mᵐᵉ ... a toujours
été croissante, s'accompagnant de crises névrosiques du
côté de l'estomac et des entrailles, avec impossibilité de
supporter même quelques cuillerées d'eau. Ces états se
dissipent tout à coup, et se relient à un principe névralgique rhumatoïde.

On a essayé les Eaux Chaudes sans succès ; les bains
de mer, mais surexcitation pendant l'hiver qui a suivi ;
les bains de César, à Cauterets, ont donné lieu à des crises
d'entrailles. On n'a rien trouvé du côté de l'utérus.

Mᵐᵉ ... arrive à Saint-Sauveur au commencement
d'août 1858. Je la mets à l'usage de bains quotidiens à
34° cent., et de douches ascendantes utérines, pour fortifier les organes, ces douches devant durer de deux à
huit minutes progressivement. Aucune crise n'est venue
entraver le traitement, qui a duré vingt-six jours, et qui

s'est composé de vingt-quatre bains et dix-huit douches.
Au départ, la surimpressionnabilité s'était calmée, et
Mme ... se disait beaucoup mieux. Vers la fin de novembre
une grossesse s'est déclarée ; elle a été menée heureusement à terme, et l'accouchement a été facile vers le
mois dernier. La santé avait été bonne pendant la grossesse.

CHAPITRE X.

ÉTATS INTESTINAUX.

Nous nous sommes assez longuement étendu sur les lésions qui peuvent amener les flux muqueux, sur leurs causes, leur marche et leurs phénomènes. Les remarques que nous avons faites s'adressent non-seulement aux flux leucorrhéiques, mais à tous les flux qui sont le résultat de modifications dans les tissus muqueux. Les muqueuses du tube digestif, des voies aériennes, des organes génito-urinaires présentent les mêmes réflexions, demandent le même traitement, traitement général plus ou moins facile, suivant l'organe affecté ; traitement topique ou local quelquefois difficile, même impossible. Nous pourrons parler des avantages des eaux sulfureuses de Saint-Sauveur, et quelques observations prouveront que, si nous les mettons en usage, c'est que l'expérience nous a démontré leur utilité et leur action modificatrice. Nous pourrions citer bien des cas de succès dans les affections des voies urinaires, dans les catarrhes de vessie. Nous ne ferons que rappeler une guérison qui fut le point de départ de la réputation de Saint-Sauveur. L'abbé de

Bézégua, se trouvant depuis déjà longtemps en proie à une dysurie chronique, entretenue par un état catarrhal de la vessie, vint en demander aux eaux de Saint-Sauveur une guérison qu'il obtint assez promptement.

Ce fait explique comment certaines personnes, après avoir facilement supporté un traitement sulfureux une première ou même une seconde fois, l'année suivante ou quelques années plus tard, sont obligées d'y renoncer. C'est que les conditions de l'économie sont changées, en dehors de toute constitution médicale.

23ᵉ OBSERVATION.

Granulations pharyngiennes. — Leucorrhée. — Malaises intestinaux.

Mᵐᵉ ..., trente ans, d'une taille moyenne, maigre, a une constitution résistante, un tempérament très-nerveux lymphatique (rien à noter de particulier dans sa famille).

Elle-même a toujours joui, dit-elle, d'une bonne santé malgré une certaine délicatesse et des angines fréquentes avec pellicules blanches, qui nécessitent parfois des cautérisations; il en est résulté des granulations pharyngiennes avec rougeur et développement des amygdales. La menstruation a toujours été régulière, mais donnant un sang très-pâle.

Mariée depuis quelques années, Mᵐᵉ ... a eu deux couches heureuses. Il y a trois ans, angine, contre laquelle on prescrit un vomitif qui ne donne lieu à aucun vomissement, mais qui amène des garde-robes abondantes; à la suite de ce vomitif, douleurs intestinales violentes,

suivies d'un état inflammatoire que font céder les sangsues et tout un traitement antiphlogistique. Cependant il
en est résulté une surimpressionnabilité des intestins ; de
temps en temps les garde-robes sont moins bien moulées
et s'accompagnent de douleurs et pincements au niveau
du colon.

Cet hiver, un nouvel état inflammatoire s'est déclaré,
qui a nécessité le même traitement. Depuis quinze jours,
le malaise intestinal a reparu à un moindre degré, se traduisant par une selle moins solide le matin.

Existence d'une leucorrhée très-abondante, d'un liquide filant, visqueux, blanchâtre ; vers la vulve, de
temps en temps, quelques boutons ou plaques aphtheuses,
semblables à celles du pharynx, et qui cèdent à une cautérisation.

Les autres fonctions s'accomplissent régulièrement ;
seulement le sommeil est troublé quand existe le malaise
intestinal.

Le vagin est assez large, le col se dirige en arrière et un
peu à droite, le corps en antéversion inclinant à gauche,
légère augmentation de volume du col ; pas de granulations,
leucorrhée peu abondante.

C'est dans ces conditions que le traitement par les
eaux sulfureuses est commencé ; il consiste en bains
quotidiens de vingt-cinq minutes à trois quarts
d'heure, à 34° ; en douches ascendantes de cinq à
dix minutes, et gargarismes répétés trois fois dans la
journée. Pas de boisson, eu égard aux malaises intestinaux qui régnaient dans ce moment ; Mme ... se trouvait
bien de ce traitement : les pincements intestinaux avaient
cédé ; la leucorrhée, qui avait augmenté d'abondance,
avait diminué, puis cessé complétement, quand, trois
jours avant son départ, elle est prise d'une violente indi-

gestion avec vomissements qui persistent pendant vingt-quatre heures. C'est au sortir de cette fatigue que part Mme .....; depuis, j'ai appris que tous les accidents pour lesquels elle était venue à Saint-Sauveur avaient complétement disparu, et qu'elle se trouvait guérie. Elle avait pris, en vingt-trois jours, vingt bains et dix-huit douches.

L'observation qui précède, et qui aurait pu trouver place dans le chapitre précédent, nous présente un état catarrhal de la muqueuse intestinale, sujet à des exacerbations, se reliant à une leucorrhée très-abondante et à des granulations pharyngiennes déjà très-anciennes. Ces différents phénomènes ne m'ont paru que les diverses manifestations d'un principe lymphatique. La boisson eût été très-nécessaire; mais eu égard à la constitution médicale du moment, j'ai dû y renoncer.

Dans les faits suivants, on trouvera un égal succès du traitement par nos eaux.

24° OBSERVATION.

Malaises intestinaux. — Fièvre muqueuse antécédente. — Lymphatisme.

Mme ... est âgée de vingt-quatre ans, grande, svelte, blonde, d'une constitution faible, d'un tempérament très-lymphatique et nerveux; elle s'est toujours bien portée, dit-elle, à part quelques malaises, des fatigues pendant son enfance. Rien à noter du côté des ascendants.

Il y a six mois, Mme ... a eu une fièvre muqueuse dont la marche a été lente, et qui a laissé après elle une

telle impressionabilité des intestins que le moindre écart
de régime est suivi d'une ou deux garde-robes mal digérées, sans pour cela être liquides, avec quelques mucosités; ces selles entraînent après elles une grande fatigue, et sont précédées de pincements d'entrailles dont
le siége est variable.

La menstruation est régulière. Mme... s'est mariée il y a
deux mois, et depuis lors voit souvent se renouveler cet
état intestinal. On a essayé bien des moyens, mais sans
succès. Elle est dirigée sur Saint-Sauveur en juillet
1857.

Nous ne constatons que les phénomènes décrits : l'appétit, du reste, est bon; pas de dyspepsie; quelques céphalalgies; pas de leucorrhée. Bon état des autres fonctions.

Le traitement sulfureux consiste en un bain par jour de
demi-heure à trois quarts d'heure et un quart de verre
d'eau sulfureuse en boisson coupée avec le double d'une
infusion de tilleul, et porté successivement à un verre.
Pendant les premiers jours les malaises se reproduisent
plus fréquemment; presque tous les jours quelques garde-
robes plus liquides avec pincements; le traitement, no-
nobstant cet incident, est continué : peu à peu les selles
deviennent plus naturelles, consistantes; les petites douleurs s'éloignent; et, à son départ, après une saison de
trente jours, se composant de vingt-deux bains et de
boisson, Mme ... se trouve à peu près bien.

Le mieux s'est parfaitement maintenu; la guérison s'est
déclarée sans autre médication. Une première grossesse a
été suivie d'une fausse couche par imprudence, mais une
seconde n'a déterminé aucune fatigue; l'accouchement
a été facile, et Mme ..., qui a pu nourrir son enfant, a
joui depuis lors d'une parfaite santé.

Un reliquat de fièvre muqueuse chez Mme ... provoquait des malaises, des fatigues, auxquels il était prudent de mettre un terme. Les bains ont été préférés frais à 33°; la source de Hontalade, comme boisson, a été choisie, comme plus tolérée par la malade. Les premiers jours de traitement ont paru exaspérer l'état morbide; mais cette exacerbation n'était que naturelle, et, loin de nous effrayer, nous a engagé à continuer le traitement avec persistance. Bientôt tout s'est calmé; les promenades, le grand air, ont fait une dérivation utile, et après une saison de moyenne durée, Mme ... est partie complétement guérie.

25° OBSERVATION.

Diathèse rhumatique. — Lymphatisme. — Malaises intestinaux suivis de phénomènes dépressifs. — Leucorrhée abondante.

Mlle ..., âgée de vingt ans, d'une petite taille, d'une constitution délicate et faible, d'un tempérament lymphatique très-nerveux, est issue de parents rhumatisants et d'une mère atteinte de leucorrhée abondante depuis la jeunesse. Elle a eu une enfance très-délicate, avec de nombreux malaises; règles normales, mais apparition d'un écoulement vaginal assez considérable, contre lequel Mlle ... n'a jamais voulu employer de remèdes. Il y a deux ans, Mlle ... a éprouvé de violentes douleurs abdominales rhumatoïdes qui ont amené une grande fatigue.

Depuis dix-huit mois il est survenu, presque à la suite

de ces douleurs, un dérangement dans l'appétit et les digestions, de l'irrégularité, puis des alternatives de constipation et de diarrhée, avec tiraillements et malaises épigastriques. De là faiblesse et dépérissement progressif. Une selle mal digérée provoque une suite d'évanouissements; ces demi-syncopes, qui ne se montrent qu'à des intervalles plus ou moins longs, sont accompagnées d'une fatigue générale telle, que la marche devient difficile et que la prostration persiste quelque temps, même à un degré très-prononcé, avec douleurs lombaires se propageant sur les cuisses et les jambes; impossibilité de l'immobilité debout. L'écoulement leucorrhéique est permanent toujours.

Quelques céphalalgies, grande impressionnabilité nerveuse, mobilité du visage. Sommeil bon. Rien au cœur ni à la poitrine; refroidissement des extrémités.

Les bains de Plombières ont paru soulager, mais le mieux ne s'est pas maintenu. — Autrefois succès des bains de mer. Le froid sur l'abdomen rappelle les douleurs.

C'est dans cet état que Mlle ... arrive à Saint-Sauveur en juillet 1856. Je lui prescris des bains tous les jours, à 34 degrés centigrades, de vingt minutes à quarante; de l'eau ferrugineuse de Viscos à chaque repas, et un quart de verre à deux de boissonsulfureuse coupée avec une infusion de tilleul. Ce traitement est suivi sans fatigue dès le début, malgré un retour des malaises par suite de selles peu digérées; cependant Mlle ... peut prendre vingt-cinq bains dans l'espace de trente jours, et boire pendant le même temps.

Au départ les forces revenaient, les fatigues s'éloignaient; Mlle ... va à Cauterets prendre quelques dou-

ches sur le tronc et les cuisses. Il m'a été impossible
de la déterminer à faire des injections pour diminuer l'état
leucorrhéique.

Depuis ce traitement la santé s'est fortifiée, les accidents ont complétement cédé, et Mlle ... jouit d'une
excellente santé, supportant les veilles et les fatigues de
la vie de Paris.

A la suite de douleurs rhumatoïdes (héréditaires) apparaissent des phénomènes névropathiques du côté de la
digestion ; puis des alternatives de constipation et de
diarrhée s'accompagnant d'un état spasmodique ganglionnaire et de fatigues générales. Chez une personne d'un
tempérament lymphatique, dont la leucorrhée n'était
qu'une expression, leucorrhée, pourrai-je dire, héréditaire, les bains tièdes ont été parfaitement supportés
ainsi que la boisson, et continués malgré l'apparition de
quelques malaises. Courts d'abord, vu l'impressionnabilité
de Mlle ..., on a pu les prolonger jusqu'à 40 minutes.
L'eau de Hontalade m'a paru préférable, coupée avec du
tilleul, à celle de l'établissement.

Après le traitement j'ai voulu essayer un dérivatif général et j'ai conseillé quelques douches écossaises sur la
moitié inférieure du corps.

Nul doute que la leucorrhée n'eût été modifiée par
l'usage d'injections d'eau minérale. Une seule saison a
amené la guérison.

J'ai considéré les malaises intestinaux et les scènes
névropathiques qui en étaient la conséquence comme
liés à l'état rhumatoïde héréditaire.

CONCLUSION.

D'après les observations que nous avons rapportées, on voit que si les eaux sulfureuses de Saint-Sauveur doivent réussir dans les cas où l'indication d'une médication sulfureuse moyenne est précise, elles ont une application spéciale toutes les fois que l'organisme réclame l'usage de moyens stimulants combinés avec des éléments sédatifs, que leur action soit générale ou locale. Nous nous résumerons donc en disant qu'on doit préférer nos eaux dans les états suivants :

1° Les congestions de l'utérus ;

2° Les inflammations chroniques du tissu propre de l'organe ;

3° Les flux leucorrhéiques ;

4° Les névralgies utérines ;

5° Les névroses, surtout celles qui dépendent du système ganglionnaire ;

6° Les flux des membranes muqueuses (d'après les généralités que nous avons exposées.

On peut dire aussi qu'elles rendent les mêmes services dans les débilitations de l'enfance, alors que des eaux plus stimulantes pourraient provoquer une excitation qui outrepasserait le but.

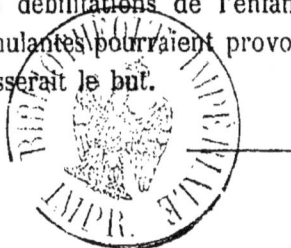

TABLE DES MATIÈRES.

TABLE DES MATIÈRES.

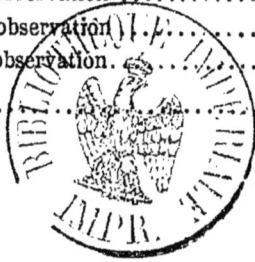

PARIS. — IMPRIMERIE CENTRALE DE NAPOLÉON CHAIX ET Cᵉ, RUE BERGÈRE, 20. — 1754

PARIS — IMPRIMERIE CENTRALE DE NAPOLÉON CHAIX ET Ce RUE BERGÈRE, 20.